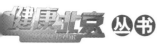

北京电视台《健康北京》栏目组／主编

Huajie Wuguan he Pifu Weiji

化解五官和皮肤危机

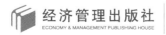
经济管理出版社
ECONOMY & MANAGEMENT PUBLISHING HOUSE

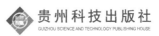
贵州科技出版社
GUIZHOU SCIENCE AND TECHNOLOGY PUBLISHING HOUSE

图书在版编目（CIP）数据

化解五官和皮肤危机 / 北京电视台《健康北京》栏目组主编 .—北京：经济管理出版社，2016.1
（健康北京丛书）
ISBN 978-7-5096-3458-5

Ⅰ . ①化… Ⅱ . ①北… Ⅲ . ①五官科学—疾病—防治 ②皮肤病—防治 Ⅳ . ① R76 ② R751

中国版本图书馆 CIP 数据核字 (2014) 第 247743 号

图书在版编目（CIP）数据

化解五官和皮肤危机 / 北京电视台《健康北京》栏目组主编 .— 贵阳：贵州科技出版社，2016.1
（健康北京丛书）
ISBN 978-7-5532-0356-0

Ⅰ . ①化… Ⅱ . ①北… Ⅲ .①五官科学—疾病—防治 ②皮肤病—防治 Ⅳ . ① R76 ② R751

中国版本图书馆 CIP 数据核字 (2015) 第 007144 号

策划编辑：杨雅琳
责任编辑：杨雅琳　胡　茜　侯春霞　梁植睿　施　雯　熊兴平
责任印制：司东翔
责任校对：陈　颖

出版发行：经济管理出版社
（北京市海淀区北蜂窝 8 号中雅大厦 A 座 11 层 100038）
网　　址：www.E-mp.com.cn
电　　话：（010）51915602
印　　刷：北京文昌阁彩色印刷有限责任公司
经　　销：新华书店
开　　本：720mm×1000mm/16
印　　张：14.5
字　　数：227 千字
版　　次：2016 年 3 月第 1 版　2016 年 3 月第 1 次印刷
书　　号：ISBN 978-7-5096-3458-5
定　　价：48.00 元

健康北京丛书编委会

同时开展了嗅觉信号转导机制及嗅神经再生的基础研究。

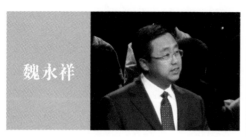

魏永祥

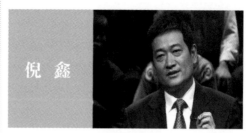

倪 鑫

魏永祥，男，首都医科大学附属北京安贞医院院长，耳鼻咽喉头颈外科主任医师，教授。医学博士，博士生导师。中国医师协会耳鼻咽喉科医师分会第二届委员会副会长（2014年），《中华耳鼻咽喉头颈外科杂志》第十届编辑委员会鼻科专业副组长（2013年），首都医科大学耳鼻咽喉科学院第二届院务委员会副院长（2012～2016年）。2010年国家科学技术奖评审委员、中央直属机关第三届青年联合会委员、中华医学会北京医学分会医疗事故鉴定专家委员会委员，北京医学会耳鼻咽喉头颈外科学分会常务委员，《中华耳鼻咽喉头颈外科杂志》《临床耳鼻咽喉头颈外科杂志》、《中国医学文摘耳鼻咽喉科学》等编委。荣获中华人民共和国国务院特殊津贴（2013年），北京市第十一批"北京市有突出贡献的科学、技术、管理人才"（2013年），2011～2012年度"卫生部有突出贡献中青年专家"（2012年）。在多年从事临床工作中，擅长鼻内镜微创外科手术。主要侧重于微创外科技术对上呼吸道生理功能的影响，鼻眼、鼻颅底相关外科以及嗅觉味觉功能障碍的诊断与治疗。在各类嗅觉和味觉障碍以及阻塞性睡眠呼吸暂停低通气综合征（OSAHS）的诊治等方面具有较丰富的临床经验。建立了国内首家嗅觉和味觉化学感觉功能实验室，对嗅觉和味觉的主观检查和客观检测以及嗅觉障碍影像学的评估方面进行了较为系统的临床研究。

倪鑫，男，首都医科大学附属北京儿童医院院长、党委副书记，北京市儿科研究所所长，首都医科大学耳鼻喉科学院副院长，医学博士，管理学博士，主任医师，教授，博士生导师。耳鼻咽喉头颈外科学科带头人，擅长耳鼻咽喉—头颈外科常见病、多发病的诊断治疗，包括甲状腺手术、腮腺手术、下颌腺手术、喉癌、下咽癌、口腔癌等手术、颈部淋巴廓清术及各种颈部肿瘤切除术，手术例数达近万例。长期从事头颈肿瘤的基础与临床及医院管理相关研究，对喉癌颈淋巴结转移机制、头颈肿瘤药物治疗、患者投诉分析及干预进行了较为深入的研究。已完成课题11项，正主持在研项目9项，累计研究经费金额3800多万元。国内外专业期刊杂志发表论文数十篇，其中SCI5篇；副主编专业教材4部，参编5部。任中国抗癌协会头颈专业委员会副主任委员，中国残联无喉者协会委员，中国抗癌协会小儿肿瘤专业委员会常务委员，中国医师协会儿童医院管理分会第六届主任委员，中国抗癌协会甲状腺癌专业委员会第一届委员会常务委员，多家期刊编委。获得国家科技成果奖1项、北京市科技进步二等奖1项、专利1项。荣获第九届"中国医师奖"。

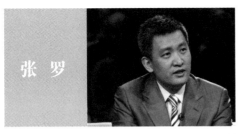

张罗，男，首都医科大学附属北京同仁医院副院长，耳鼻咽喉头颈外科主任医师、教授。医学博士，博士生导师，北京市耳鼻咽喉科研究所所长。兼任北京医学会过敏反应专业委员会主任委员、中华医学会过敏反应学分会候任主任委员。2008年起享受国务院政府特殊津贴。主要从事以过敏性鼻炎为代表的鼻黏膜炎性病变的发病机制和临床诊疗研究。

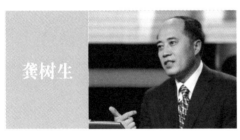

龚树生，男，主任医师、教授，现任首都医科大学附属北京友谊医院耳鼻咽喉头颈外科主任，中央保健会诊专家，世界卫生组织防聋合作中心首席专家。曾任首都医科大学附属北京同仁医院耳鼻咽喉头颈外科副主任，人工耳蜗中心主任，耳科首席专家。擅长耳显微外科、耳神经外科学，尤其是人工耳蜗植入、中耳疾病的外科治疗与听力重建术、面神经疾患及眩晕的显微外科治疗等方面有所建树。因中耳炎术后听力恢复好、干耳率高而受到患者的普遍好评。中华耳鼻咽喉头颈外科学会委员、耳科学组副组长，中国医师协会耳鼻咽喉科医师分会常委。2002年获教育部"高校青年教师奖"，2006年湖北省优秀人才专项津贴，2007年获中华医学科技奖二等奖和湖北省科技进步二等奖，

2008年入选北京市新世纪百千万人才工程市级人才，2010年北京市卫生局"十百千"十层次人才，2013年入选北京市卫生系统高层次人才学科带头人。第五、第六、第七版全国高等医药院校统编教材《耳鼻咽喉头颈外科学》编委，《中华耳鼻咽喉头颈外科杂志》编委、*Journal of Otology*副主编、《临床耳鼻咽喉头颈外科杂志》副主编，多家期刊编委。

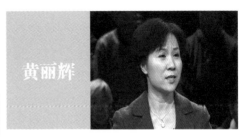

黄丽辉，女，首都医科大学附属北京同仁医院新生儿听力筛查康复部主任，北京市耳鼻咽喉科研究所办公室副主任。耳鼻咽喉头颈外科主任医师、研究员、副教授。1984年大学毕业后一直从事耳鼻咽喉科的临床、科研和教学工作。1996年10月作为笹川医学奖学金留学生赴日本东京大学医学部进修，主要从事听力损失儿童的听觉及言语发育研究。2002年获日本东京大学医学博士学位，同年在首都医科大学做博士后研究。2004年作为特殊人才被引进北京同仁医院。目前主要从事新生儿听力筛查、儿童听力言语评估及康复的临床及基础研究工作。现任中华医学会耳鼻咽喉头颈外科学分会听力学组组长；中华预防医学会出生缺陷预防与控制专业委员会听力筛查学组组长；国家卫生计生委新生儿听力筛查专家组成员；北京市儿童听力保健专家指导组副组长。担任《听力及言语疾病杂志》及多种杂志编委。2006年"人工耳蜗技术的临床运用及研究"获得国家科技进步二等奖。发表学术论文40余篇，《新生儿听力及基因联合筛查330问》联合主编，《新生儿及婴幼儿听力筛查》副主编。

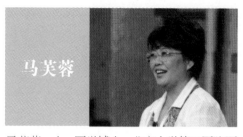

马芙蓉

马芙蓉，女，医学博士。北京大学第三医院耳鼻喉科主任，主任医师，教授，博士生导师。现任中国医师协会耳鼻咽喉科分会副会长，中华医学会耳鼻咽喉科分会委员，北京医学会耳鼻咽喉科分会常委，北京医学会职业病分会委员。世界卫生组织防聋合作中心常委。中国医师协会北京分会委员。首都医科大学北京耳鼻咽喉科学院学术委员会委员。现担任《中国耳鼻咽喉头颈外科杂志》执行副主编，诸多核心期刊常务编委或编委工作。曾被聘为苏黎世大学耳鼻咽喉头颈外科的特邀嘉宾，教授颞骨解剖知识。在耳鸣耳聋眩晕神经递质的发病机制研究，在机器人微创隧道人工耳蜗植入研究，在耳蜗微循环、中耳传声机制、耳聋基因以及中耳炎临床研究等诸方面有深入研究并发表多篇论文专著和专利。获得国家级及北京市多项科学研究课题。主要工作在临床第一线，致力于耳科疾病诊断和治疗与康复。具有闲熟的耳显微外科手术技巧，除能高质量完成常见的耳科手术如乳突根治术、鼓室成形术外，主要致力于乳突根治手术后解剖的重建和听力的重建、内淋巴囊手术、面神经的减压及重建手术、人工耳蜗手术及侧颅底外科。曾获得中国医师协会耳鼻咽喉科分会"名医奖"。带领科室获得"卫生部临床重点专科建设项目"资助。

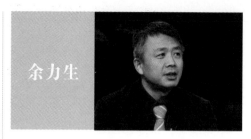

余力生

余力生，男，主任医师，教授，北京大学人民医院耳鼻喉科主任。发表专业论著数十篇。主编了《耳鼻咽喉科疾病临床问答》一书。参与了《全国五年制耳鼻咽喉头颈科学统编教材》、《全国八年制耳鼻咽喉头颈外科学统编教材》、《北京大学七年制耳鼻咽喉科教材》、《全国耳鼻咽喉头颈外科研究生教材》、《大百科全书耳鼻咽喉科学部分》、《耳鸣的诊断与治疗新进展》、《耳显微手术》、《全国主治医师考题题库》、《内耳病》等十余部专业书籍的编写工作。现任《中华耳科学杂志》副主编、多家期刊编委。国际耳内科学会中国分会副主席。中华耳鼻咽喉头颈外科学会北京分会委员、中国医师协会耳鼻咽喉头颈外科分会常委、中国残联理事、德国耳鼻咽喉头颈外科学会会员、北京市首批医疗鉴定专家库成员。承担了国家985、国家"十五"、国家"十一五"公关、国家回国人员科研基金等课题研究工作。主要致力于耳科疾病的诊断与治疗，包括耳聋、耳鸣和眩晕。擅长中内耳显微手术，并积极开展了人工耳蜗植入术。2002年完成了大陆首例双侧人工耳蜗植入术。

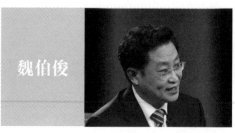

魏伯俊

魏伯俊，男，主任医师，医学博士，硕士研究生导师。首都医科大学附属北京世纪坛医院耳鼻咽喉头颈外科主任兼头颈肿瘤中心主任，中华耳鼻咽喉头颈外科学会头颈专业委员，中国抗癌协会头颈肿瘤专业委员会委员，中国无喉者康复协会委员，首都医科大学耳鼻咽喉头颈外科学院院务委员，《中华耳鼻咽喉头颈外科杂志》和《中国耳鼻咽喉头颈外科》编委，北京市首批健康科普专家。1989～2009年在北京协和医院工作，历任住院医师，主治医师，副教授和教授，2003年起创建北京协和医院头颈外科专业，并任首席专家。期间先后成功完成了北京协和医院首例咽胃吻合、结肠代食道，游离空肠上消化道重建、侵犯气管的复杂甲状腺癌的功能性手术治疗、侵犯喉和气管的复发性甲状旁腺癌的手术治疗和中耳癌颞骨次全切除等，填补了北京协和医院十余项医疗空白，先后获得医疗成果奖9项，为北京协和医院获得医疗成果奖最多专家之一。率先开展了颈部和胸腔及腋窝交汇区域肿瘤的手术治疗，成功完成了国内首例下咽、食管和喉闭锁患者的一期功能重建。创建了舌骨修复喉癌术后缺损新方法，该方法不仅提高了喉癌的根治率，也使得不少喉癌患者在手术后仍然享受正常生活，极大地提高了喉癌患者的术后生活质量。专业基础深厚，重点从事头颈肿瘤外科治疗，外科技术娴熟，操作细致规范，成功率高，创伤小，尤其擅长甲状腺肿瘤、甲状旁腺肿瘤、喉肿瘤及颈根部肿瘤的外科治疗。曾受外交部和卫生部委托率队完成对头颈重症患者的国际救援任务，受澳门特别行政区卫生局邀请赴澳门指导头颈部复杂手术。近几年又将显微外科技术和纳米技术引进甲状腺和甲状旁腺肿瘤外科领域，使其治疗水平更上一层楼。

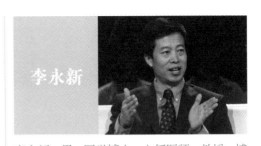

李永新

李永新，男，医学博士，主任医师，教授，博士研究生导师，现任首都医科大学附属北京同仁医院耳鼻咽喉头颈外科—耳科主任。长期从事于耳科学及耳外科学临床和基础研究，主要开展人工耳蜗植入手术，各种听力重建手术，眩晕外科手术，侧颅底肿瘤等手术；在中耳炎内外科治疗、面瘫内外科治疗、突发性耳聋综合治疗方面积累了一定经验。曾经接受德国Wurzburg大学、澳大利亚墨尔本大学、德国汉诺威大学、意大利比萨大学耳科学临床技术培训。主持国家自然科学基金3项、北京市自然科学基金2项，合作承担国家"十一五"科技攻关项目1项，参与教育部重点实验室项目、首都医学发展基金、北京市卫生重点学科项目基金、北京市教委资助项目等多项课题的研究。获得国家科技进步二等奖1项、北京市科技进步二等奖1项，辽宁省科技进步一等奖1项，首都医科大学附属北京同仁医院新技术一等奖1项，北京同仁医院新技术一等奖1项，2002~2012年北京同仁医院新技术新项目二等奖1项。2012年获得国家实用新型专利2项。发表学术论文50余篇，参编专著书籍15部。现任多家期刊编委，《中国听力语言康复科学杂志》常务编委，《中华耳鼻咽喉头颈外科杂志》通讯编委。担任北京市东城区医学会耳鼻咽喉科学组委员、北京中西医结合耳鼻咽喉科专业委员会委员、中国听力医学发展基金会专家委员、中国残联听力残疾儿童康复救助项目专家委员、北京市劳动能力鉴定专家委员会医疗卫生专家、北京市东城区医学会医疗事故鉴定专家库成员、中华医学科技奖评审委员会委员、国家医疗器械审评专家库审评专家、国家自然科学基金评审专家、北京市自然科学基金评审专家、全国助听器人工耳蜗专业委员会委员，中华医学会耳鼻咽喉头颈外科学分会第十届委员会耳科学组委员。

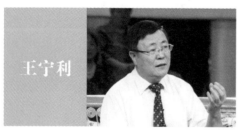

王宁利，男，教授，一级主任医师，博士生导师。国际眼科学院院士，现任首都医科大学附属北京同仁医院党委书记、副院长、北京市眼科研究所所长、北京眼科学院院长、北京同仁眼科中心主任，中华医学会眼科分会主任委员、北京眼科学会主任委员。迄今从事眼科临床医疗、教学、研究和防盲工作30余年，主要致力于青光眼、白内障、屈光及遗传眼病等方面的基础和临床研究。完成各类眼科手术超过2万余台，担任中央及省部级领导保健工作，并赴国外为国外元首进行眼病会诊治疗。在青光眼研究领域进行开创性工作：提出以房角关闭机制为基础的原发性闭角型青光眼新的分类体系；提出筛板压力差增大是导致青光眼视神经损害的新理论并进行系列研究；进行了青光眼上位神经元损害机制的研究，并提出青光眼是全视路损害性疾病的概念；设计并率先开展了多项眼科新技术，如非穿透性小梁手术、改良外路小梁切开手术、Schlemm's成形扩张术、房水引流物两阶段植入术和高度近视眼内镜植入术等；引进眼科高频超声生物显微镜并通过消化创新，设计出具有自主知识产权的眼科全景超声生物显微镜；通过集成创新进行了可植入式个性化人眼高阶像差矫正镜的制作技术和设备研究，

并完成了原理样机；组织了我国大型眼病流行病学调查——邯郸眼病研究及安阳儿童眼病研究。发表学术论文近570余篇，其中SCI收录近220篇；获得发明专利24项，实用新型专利16项。获得国家科技进步奖二等奖2项，中华医科科技一等奖2项，被评为卫生部有突出贡献的中青年专家、国务院特殊津贴享有者，获得中美眼科学会金苹果奖、中美眼科学会金钥匙奖、中华眼科杰出成就奖、亚太眼科学会杰出科学成就奖、亚太眼科学会Arthur Lim奖以及世界青光眼学会颁发杰出临床科学家奖，并被评为北京市卫生系统眼科领军人才和北京学者，获第七届中国医师奖。

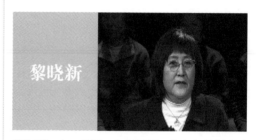

黎晓新，女，教授，主任医师。北京大学人民医院眼科主任、眼科研究所所长，北京大学医学部学术委员会委员，中国医师协会眼科医师分会会长（2012年至今）。国家973项目首席科学家。2010年进入亚太眼科学会理事会和国际眼科学会理事会，任美国眼科学会全球顾问委员会委员，亚太眼科学会继续教育委员会主席，2012年当选国际眼科科学院院士，2013年当选亚太玻璃体视网膜协会主席。2013年当选欧美同学会德奥分会会长，2014年当选欧美同学会副会长。教育部《视觉损伤与修复》重点实验室主任、北京市《视网膜脉络膜疾病诊治研究》重点实验室主任。1986年在德国Essen大学眼科医院获博士学位后回国。30多年来她一直坚持在医疗、教学和科研一线，是我国眼科界玻璃体视网膜手术的开拓者之一。在玻璃体视网膜病变、复杂性视

网膜脱离、糖尿病视网膜病变、眼外伤的手术治疗、眼部肿瘤和早产儿视网膜病变的手术治疗和视觉电生理等领域，手术质量和诊断水平都处于国际领先地位。将基础科研与临床实践紧密结合，大大提高了这些疾病的治愈率。她跟踪世界眼科发展的前沿，挑战眼科疑难病症，为广大患者解除病痛，使上万名患者重见光明。为了预防和治疗早产儿视网膜病变，联合儿童医院、妇产医院等单位，开展了大量的工作，极大地降低了我国早产儿视网膜病变的发病率。来自全国各地众多疑难的儿童眼病在她领导的中心得以治愈。她主编了《视网膜玻璃体手术学》、《现代眼科手册》等多部学术专著。多次应邀在美国、日本和欧洲国家进行学术报告，提高了我国眼科在国际上的学术地位。她主持并完成了多项国家级和省部级研究课题，2010年主持国家973课题。2003年以来任 *Graefe's Archive for Clinical and Experimental Ophthalmology* 杂志编委，2004年以来一直任《中华眼底病杂志》副主编，2011年起任《中华眼底病杂志》总编辑。

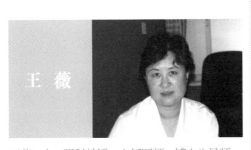

王薇，女，眼科教授、主任医师、博士生导师，北京医院第三医院眼科病理室主任，北京医院第三医院眼科中心主任。中华医学会眼科学分会常委（2003～2012年），中华人民共和国药典委员会委员（2003年至今），中华女医师协会副主任委员，中华医学会眼科学分会眼病理学组组长（2006～2012年），中华医学会北京分会眼科专业委员会副主任委员（2003～2009年），中国医药生物技术协会组织生物样本库

分会常务委员，卫生部临床路径技术审核专家委员会专家，中华眼科杂志编委等，主要从事白内障及老年性相关眼病的治疗，同时从事视网膜干细胞的研究，主持多个相关国家级研究项目，获国家自然科学基金、北京市科委项目、北京大学985项目等各类科研基金20项，基金总额近700万元。在国内外权威学术杂志发表多篇学术论文。

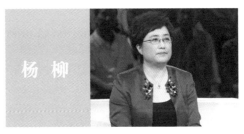

杨柳，女，北京大学第一医院眼科主任，主任医师，教授，博士生导师。中华医学会眼科分会委员，全国眼免疫学组副组长，中国女医师协会眼科专家委员会常委，北京眼科学会委员。主要专业领域是视网膜疾病、葡萄膜疾病的诊断和治疗，擅长玻璃体视网膜疾病、黄斑疾病、复杂白内障等的手术治疗，尤其对葡萄膜炎的个性化治疗、葡萄膜炎的多功能影像诊断及葡萄膜炎并发症的处理具有丰富的临床经验。提出视网膜葡萄膜疾病需要神经保护的概念。一直热心于公益事业，积极推广眼病健康知识的普及，多次在中央电视台、北京电视台、湖北卫视等进行眼病知识的讲座曾于1998年参加第一批北京市"视觉第一，中国行动"医疗队，并多次参与中华健康快车活动，为边远地区进行免费白内障手术。2014年率领卫生计生委委派的第一批赴加勒比的国家医疗队，先后赴巴哈马和多米尼克进行"光明行白内障复明活动"，并亲自进行白内障手术。主要研究领域为视神经、视网膜的再生、修复和神经保护，以及葡萄膜炎的结构和功能损害。所从事的视神经再生课题的研究，在世界上"首次使再生的视神经从眼球长入脑内的靶组织"。主持并完成多项国家自然科学基金、国家985计划二期基金、国家教育部留学回国人员科研启动基金、北京市自然科学基金、国家"十一五"重大课题等多项课题的研究。主编出版了国家科学技术学术著作出版基金图书《葡萄膜炎图谱》。在国内外核心期刊发表论文多篇，培养硕士研究生和博士研究生20余人。

激光辅助白内障手术，老花，散光，近视等屈光性白内障手术。对调节性晶体和多焦晶体均有深入研究。共完成各类白内障手术15万余例。发表论文100余篇，SCI收录60余篇。多项国家级课题负责人。

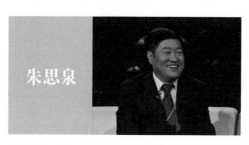

朱思泉

朱思泉，男，首都医科大学附属北京同仁医院白内障中心主任，主任医师，教授。医学博士、眼科首席临床专家、博士和博士后研究生导师、北京科技大学兼职教授、兼职博士研究生导师。北京安贞医院兼职眼科中心主任、学术委员会委员。中国医师协会眼科分会委员。中华医学会白内障学组委员。中国医疗保健委员会常委。先后在中山医科大学附属第三医院眼科、北京同仁医院白内障中心担任眼科副主任、副教授、主任、教授，现任北京同仁医院白内障中心主任、眼科中心经营主任、眼科中心临床部主任助理。在先天性白内障、青光眼合并白内障、合并高度近视白内障、葡萄膜炎并发白内障、外伤性白内障、晶状体脱位、白内障手术失败病例等复杂白内障的手术治疗方面具有深入的研究，独创了辅助钩，改良了双板层角膜切口，拉网式皮质抽吸术，定向对冲挤压快速碎核法，高真空低能量囊上快速劈核法等系列超声乳化新技术，取得了良好的临床效果，为患者带来了良好的视觉质量，先后在全国100余家三级甲等医院会诊和指导。最近率先在国内开展飞秒

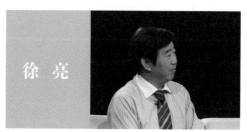

徐 亮

徐亮，男，首都医科大学附属北京同仁医院，医学学士，博士研究生导师。中华眼科学会司库、常委，中华眼科学会青光眼学组副组长，《眼科》杂志主编，《中华医学杂志》、《中华眼科杂志》编委。1982年毕业于中山医科大学。1991年赴德国、1996年赴美国研究青光眼的早期诊断。1986年与航天部102所合作研制了QZS-1型自动视野计，1988年与国家测绘所联合研制了青光眼视神经计算机图像系统；1995年、1999年承担北京市自然基金课题2项，对单纯性青光眼损伤机制及早期诊断进行了深入研究，提出对青光眼视神经监测的新模式。在科研工作中曾获国家科技进步奖1项，市科委二等奖1项，市科委三等奖4项，卫生部科技三等奖1项。北京市卫生重点学科项目负责人之一，北京市眼科高技术实验室主要负责人。博士生导师，培养硕士生5名，博士生2名。1992年获得中美眼科学会及中华医学会眼科学会首次颁发的金钥匙奖。1994年被评为北京市有突出贡献专家。享受国家政府特殊津贴。

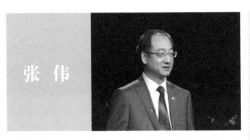

张 伟

张伟，男，北京大学口腔医院副院长，医务处处长，口腔颌面外科副主任，主任医师。1986年毕业于北京医科大学口腔医学院。毕业后一直从事牙及牙槽外科相关的医疗、教学和科研工作。曾赴日本、美国、法国研修和考察。在阻生牙拔除、牙槽外科治疗中疼痛控制、药物临床试验等方面具有较高的理论水平和丰富的临床经验。编著多部专著、全国统编教材、各类专业教材。

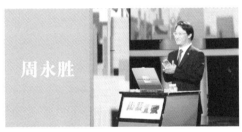

周永胜

周永胜，男，现任北京大学口腔医院修复科主任，口腔医学博士、教授、主任医师、博士研究生导师、教育部新世纪优秀人才。兼任中华口腔医学会口腔颌面修复学专委会副主任委员、中华口腔医学会口腔修复学专委会常委、亚洲口腔修复学会理事、国务院学位委员会口腔医学学科评议组秘书、北京医师协会口腔专业专家委员会常务委员、北京医师协会口腔专科医师分会常务理事、北京市口腔医学会理事、北京市医学会口腔医学分会委员等学术职务。兼任 Chinese Journal of Dental Research、《实用口腔医学杂志》等6本学术杂志编委。曾于2001年赴美国 UNC 大学做访问学者。长期从事口腔修复专业教研工作，主要研究方向为生物材料与骨再

生、颌面缺损修复、数字化修复等。负责国家自然科学基金课题4项，负责教育部新世纪优秀人才、教育部博士点基金等课题10余项；研究成果曾8次在国际学术会议上交流；主编（或副主编）教材3部，参编8部，以第一（通讯）作者在国际著名学术期刊发表多篇学术论文。获国家发明专利等授权2项；获北京市教育教学成果二等奖1项、北京大学教学成果一等奖2项；被授予"北京市师德先进个人、北京市高校优秀辅导员等"荣誉称号。

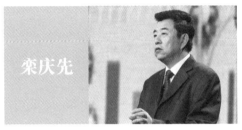

栾庆先

栾庆先，男，主任医师，教授，北京大学口腔医院牙周科主任，博士研究生导师。1989年毕业于北京大学口腔医学院，1997年、2002年获临床医学硕士和博士学位。先后到日本朝日大学、中国香港大学、美国波士顿大学、美国华盛顿大学访问深造。具有近20余年的临床工作经验和先进的诊疗理念，医疗专长为牙周疾病的诊断、系统治疗和综合治疗，特别是药物性牙龈增生的治疗，积累了许多成功病例。同时与修复科、正畸科、牙体牙髓科合作完成了一定数量复杂病例的多学科综合诊治。在口腔健康教育方面也有较突出的表现，多次作为嘉宾参加中央电视台《健康之路》、北京电视台《养生堂》、《健康北京》等栏目的录制，发表科普文章数篇。在国际和国内专业刊物上发表学术论文30余篇。作为课题负责人，承担三项国家自然基金、首都医学发展科研基金（重点项目、联合攻关项目）、教育部归国人员启动基金等多项课题，主要研究方向是：侵袭型牙周

炎易感性，干细胞与牙周组织再生，牙周炎与全身系统疾病的关系。任国家科技奖励评审专家、国家医师资格考试试题开发专家委员会委员、中华口腔医学会牙周病学专业委员会常委、北京市外国医师在京短期行医资格考试中心考评专家、北京口腔医学会第三届理事会理事。

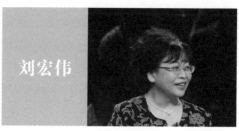

刘宏伟

刘宏伟，女，北京大学口腔医学院主任医师，教授，博士研究生导师。中华口腔医学会副秘书长、中华口腔医学会口腔黏膜病专业委员会候任主任委员、中国科协口腔黏膜溃疡病学首席科学传播专家、国际牙科研究会会员、国际牙医师学院院士、国家自然基金评审委员、现代口腔医学杂志编委、中华口腔正畸医学杂志编委、中华实用口腔医学杂志社编委、中华口腔医学杂志、中华临床医学杂志和中国新药杂志、*Journal of Oral and Maxillofacial Surgery*，*Medicine and Pathology* 审稿专家。长期从事口腔黏膜病学医、教、研工作，主要研究方向为口腔黏膜癌前病变、全身病与口腔黏膜病的关系等。

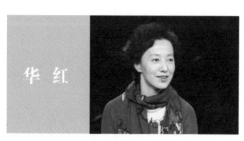

华　红

华红，女，主任医师，教授，北京大学口腔医院口腔黏膜科主任。1983 年毕业于西安医科大学口腔系，1992 年毕业于原北京医科大学口腔医学院，获医学博士学位。2005 年被聘为硕士生导师，2009 年起任博士生导师。迄今为止，发表论文 70 余篇，其中 SCI 论文 10 余篇；参编著作近 20 部，其中主编、主译各 1 部，副主编 2 部。研究工作主要集中在舍格伦综合征的发病诱因、诊断和中西医结合治疗方面；疱性疾病的发病机理的研究；口腔黏膜感染性疾病治疗中药的筛选及体内外试验研究。目前是中华口腔医学会中西医结合专委会副主任委员，北京市口腔医学会口腔黏膜专委会副主任委员，北京中西医结合学会口腔专委会主任委员。国际牙科研究联合会会员（IADR 会员）、国家食品与药品管理局药品评审专家库成员、国家自然科学基金委（生命科学部）评审专家库成员北京海淀医学会医疗事故技术鉴定专家库成员、《现代口腔医学杂志》及《上海口腔医学杂志》审稿专家，全国卫生专业技术资格考试专家委员会委员。

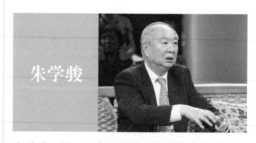

朱学骏

朱学骏，男，北京大学第一医院皮肤性病科主任医师，教授，博士生导师。曾任北京大学皮肤与性病学系主任，中国医师协会皮肤科学分会会长，中华医学会皮肤科学会副主任委员。在皮肤病性病方面有着丰富的临床经验及深厚的理论基础，善于利用现代科学手段处理、解决疑难杂症，尤其擅长大疱性皮肤病如天疱疮、类天疱疮；过敏性皮肤病如皮炎、湿疹；性病的诊断与治疗。在皮肤病理诊断上也有很深的造诣。

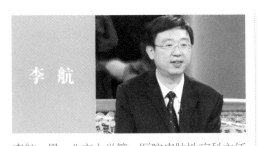

李航

李航，男，北京大学第一医院皮肤性病科主任医师，副教授，医学博士。专业特长：皮肤肿瘤诊治、皮肤外科手术、毛发移植、腋臭治疗等。在国内率先系统开展 Mohs 显微描记手术，极大提高了皮肤恶性肿瘤的治愈率；曾在国外发表自己改良的腋臭微小切口术式，获得业内同道的认可；在瘢痕矫治、毛发移植等方面都具有丰富经验。学术兼职：国际皮肤外科协会会员（SIDS）、中国医师协会皮肤科医师分会皮肤外科亚专业主任委员、中国中西医结合会皮肤科分会皮肤外科学组副组长、中国医师协会整形外科医师与美容医师协会全国委员、北京医学会皮肤性病学委员会青年委员会副主任委员。社会兼职：北京市青联委员。既往获奖：中国医师协会皮肤科分会优秀中青年医师奖、北京市青年岗位能手。

诊治了大量的来自全国各地的常见及疑难性皮肤病的患者，发表学术论文数十篇，指导毕业的硕博士研究生 10 余名。近年来，主要研究领域为：自身免疫及感染性皮肤病；对真菌感染以及自身免疫性疾病做了大量的临床及科研工作；皮肤镜在皮肤病诊断方面的研究；引进国际先进的诊断手段，在国内率先开展无创性皮肤病检查的临床研究，并发表了有关 SCI 文章及专著；美容相关性皮肤病的临床及基础研究；有关激光、美容护肤品的临床观察、面部色素性疾病治疗的药物临床实验等做了大量的工作，并发表相关论文。2014 年 7 月起担任皮肤美容中心主任，建立北京协和医院皮肤美容中心。学术团体任职：中华医学会皮肤病分会全国委员，中国医师学会皮肤病分会全国常委，中国中西医结合学会皮肤科分会全国委员，中华医学会皮肤病北京分会副主任委员，中国微生物学会、真菌学分会委员，中华医学会皮肤病分会真菌学组委员，中华医学会皮肤病分会遗传学组副组长，《中华皮肤科杂志》编委，《国际皮肤病学》副主编，《实用皮肤病学杂志》编委，《中华医学杂志》编委。

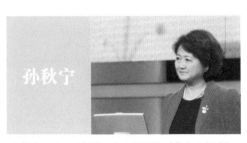

孙秋宁

孙秋宁，女，教授，主任医师，博士生导师，2014 年 7 月起担任北京协和医院皮肤美容中心主任。从事皮肤病学的临床、教学、科研工作近 30 年，曾在美国做博士后研究工作两年；2003 年起担任皮肤科副主任，2007 年起担任皮肤科主任，2014 年 7 月被任命为北京协和医院皮肤美容中心主任。成为皮肤科医生 30 年来，

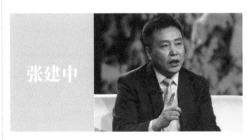

张建中

张建中，男，北京大学人民医院皮肤科主任，北京大学皮肤病与性病学系主任，教授，博士生导师。兼任中华医学会皮肤性病学分会主任委员，国际皮肤科联盟（LIDS）中国理事、中华医学会皮肤性病学分会特应性皮炎（湿疹）研究中心首席专家，北京市中西医结合学会变态反应专业委员会副主任委员，国家发改委药

品价格评审咨询专家等。对红斑狼疮、银屑病、毛发病和肉芽肿性皮肤病有深入研究。在国际上首次报告"特应性皮炎样移植物抗宿主病"，首次报告"妊娠股臀红斑"，首次发现 RPL21 基因是先天性少发症的致病基因；在国内首先发现游泳池肉芽肿病。

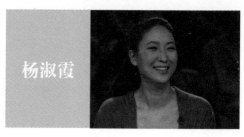

杨淑霞，女，北京大学第一医院皮肤科副主任医生，医学博士。在长期的皮肤病和性病医疗实践中侧重于美容皮肤科学，尤其是脱发及甲病的诊断及治疗、皮肤外科学（包括各种皮肤良性恶性肿瘤的切除与修复、白癜风的表皮移植治疗、自体毛发移植、微创腋臭根治术等）以及各种皮肤病和性病的诊治，并积累了丰富的临床经验。

2005 年，随着人们对健康知识的关注，一档名为《祝你健康》的节目在北京电视台科教频道应运而生，栏目宗旨为"传播党和政府的医疗方针、传播科学医疗卫生知识、服务人民大众健康"。

2008 年奥运会在北京召开，《祝你健康》更名为《健康奥运 健康北京》，成为宣传"健康奥运 健康北京——全民健康活动"的权威平台，其影响力不断扩大。奥运会结束后，2009 年伊始，栏目正式更名为《健康北京》，北京市委宣传部决定将《健康北京》作为中国医药卫生事业发展基金会和北京电视台共同主办的专门向全市人民普及科学医疗卫生知识、服务人民的健康栏目，并成为《健康北京人——全民健康促进十年行动规划（2009 ～ 2018 年）》和《健康北京"十二五"发展建设规划》的宣传阵地。

从 2005 年到 2015 年这 10 年间，《健康北京》邀请医学专家、学者共计 4520 人次，制作栏目 3285 期，成为全国公认的宣传健康知识的品牌栏目。栏目以丰富的实用性信息、权威的专家资源、专业的解读视角、多媒体手段的综合运用，成为国内健康节目的标杆。三甲医院的专家始终是《健康北京》栏目的主角，保证了栏目的权威性、科学性，为观众提供了学习健康知识的高端平台，成为观众喜爱的健康类栏目，在权威医疗资源和普通百姓之间搭建起互通的桥梁。

随着栏目的日渐丰富，信息含量越来越大，不断有观众在微博、微信上留言，或通过北京电视台热线平台咨询栏目传播的健康知识，为此栏目组决定将相关知识整理加工、提炼编辑成册。在制作过程中，发放调查问卷，了解百姓对健康的需求，在此基础上，完成"健康北京丛书"。本丛书精选了 2006～2014 年《健康北京》栏目播出的 238 位专家的精彩内容，其中，院士 5 人，院长、副院长 60 人，科室主任 102 人。丛书按照人体各大系统的疾病整理归类为 10 册，即可单独成册，又是一个完整的系列，内容既有日常栏目的患者故事，又有健康大课堂的专家讲解。将《健康北京》栏目多年资源进行整合，结合实际病例，概括出常见病及多发病的症状、检查、治疗、病因、预防，结合自测、鉴别，让读者对常见病有基本的了解，能做到正确判断、及早就医。为了方便读者了解每位专家的观点，丛书每册均按专家归类整理。

　　本书在编写过程中得到了众多医学专家的大力支持，在此表示由衷的感谢。如有疏漏之处，恳请广大读者批评指正，并希望大家在阅读过程中提出宝贵的意见和建议。

《健康北京》栏目组

2015 年 11 月

序言
preface

　　《健康北京》是北京电视台为筹备 2008 年北京奥运会于 2005 年开播的一个健康栏目，开播之初就作为宣传单位参加了在全市开展的"健康奥运　健康北京　　全民健康活动"。历时近两年的健康促进活动，由于政府主导、社会组织推动、全民参与、新闻媒体大造舆论，成效显著，社会反响之大、影响之深，在北京是罕见的，不仅为成功举办奥运会创造了健康、安全、和谐的社会环境，同时也通过奥运会的成功举办，为北京乃至中华民族留下了一份宝贵的健康遗产，为北京全面建设健康城市开拓了道路。

　　为了继承和发扬"健康奥运、健康北京、全民健康促进活动"的经验，北京市政府决定，在十年内将北京建成拥有"一流健康环境、一流健康人群、一流服务"的国际性大都市，并于 2009 年制定和发表了《健康北京人——全民健康促进十年行动规划（2009～2018 年）》。2010 年，市委市政府在研究"十二五"经济社会发展规划时，作出了建设健康城市的决策，2011 年发表了《健康北京"十二五"发展建设规划》，在全国大城市中，第一个把健康城市建设列入经济社会发展规划。

　　为推动北京健康城市建设的发展，奥运会刚一结束，市委宣传部就决定将参加奥运会宣传的《健康北京》栏目由中国医药发展基金会和北京电视台主办，专门向人民群众宣传健康知识。《健康北京》是在筹备 2008 年奥运会和北京市推进健康城市建设发展的过程中产生的，同时它也是在这个过程中不断改革、创新和完善的。

　　《健康北京》开播十年来，栏目组的全体同志和北京地区的医学专家、学者，深入实际，调查研究，不断分析和掌握群众的健康需求，提高栏目的针对性和实效性。《健康北京》栏目拥有一支业务水平高、实践经验足、综合能力强的专家队伍，确保栏目内容的科学性、权威性和实用性。栏目组的同志精心设计专栏，创造赏心悦目的品牌栏目，经过多次改革将演播现场变成大课堂，讲课的专家、主持人、嘉宾、典型病例患者和现场观众一同登场，有问有答，生动活泼，使电视机前的观众身临其境，收视率名列前茅，并对全国各省市电视台开播健康类栏目起到了一定的启示作用。在国家一年一度的健康节目评比中，《健康北京》栏目屡获殊荣。

　　《健康北京》栏目开播十年，邀请专家学者4520余人次，制作节目3285期，收看人数据不完全统计为 1.5 亿人次以上，受到北京地区和全国观众的支持和喜爱，他们要求将节目内容编辑出版，惠及全国民众。这部即将与读者见面的《健康北京丛书》，就是应观众的要求出版的。一方面，这套丛书是《健康北京》的专家和栏目组全体同志十年辛勤劳动的智慧成果的汇集，也是向关心和支持栏目的各方领导和观众的感谢和汇报。另一方面，这套丛书的内容十分丰富，是一部普及医学知识的百科全书，对提高广大群众的健康素质具有重要的意义。

　　中共中央一贯重视人民的健康问题，在中共中央和国务院的领导下，我国的医疗改革取得了举世瞩目的成就，人民的健康水平不断提高，但我国人民的"看病难、看病贵"问题还没有完全解决，有些人对健康在国家经济社会建设中的重要地位和作用的认识不够深刻，我国人民的健康素质同发达国家人民相比还有相当大的差距。健康是生产力，做好普及科学健康知识工作，增强人民体质，把我国建设成人人健康、长寿的国家，是一项长期的任务，我们必须继续努力！

王彦峰

2015 年 8 月

目录
contents

第一部分　耳鼻喉

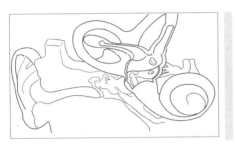

第一部分

耳鼻喉

第一章

嗅出身体红色警告

讲解人：魏永祥
首都医科大学附属北京安贞医院院长、耳鼻咽喉头颈外科主
任医师

魏永祥，2010 年 6 月 26 日节目播出，时任首都医科大学附属北京朝阳医院副院长。

* 嗅觉功能减退提示哪些疾病？
* 身体出现特殊气味预示什么问题？

人类从外界感知的信息，虽然通过嗅觉获取的部分不足 5%，但是嗅觉减退的背后隐藏着身体机能的大问题。如何通过嗅觉找到疾病的预警信号？首都医科大学附属北京安贞医院院长、耳鼻咽喉头颈外科主任医师魏永祥为您讲解。

* 人的嗅觉可以分辨出上万种气味

人通过视觉掌握的信息约占 83%，通过听觉掌握的信息约占 11%，而通过嗅觉和味觉掌握的信息不到 5%。在日常生活中，人们能闻到的气味为 4000 ～ 5000 种。特殊行业的人，如调酒师或高级厨师可以闻到 1 万种以上的气味。

* 神经退行性疾病会出现嗅觉功能减退

王女士 75 岁了，三年前发现自己的嗅觉大不如前，但是因为对自己没什么影响，就一直没在意。年初，王女士的女儿发现她变得不愿意沟通，也不跟原来的老街

嗅觉减退是患有老年痴呆和帕金森病等神经退行性疾病的首发表现,因此,老年人应该多关注自己的嗅觉功能,当出现嗅觉减退的症状时,应及早去医院做详细的检查。

坊聊天了。更加严重的是,一个月前,她竟然在居住了40年的小区里迷路了。王女士的女儿带她去医院进行检查,医生初步诊断她患上了"阿尔茨海默病",也就是人们常说的老年痴呆。

专家提示

老年痴呆或者帕金森病这种神经退行性病变最早的预警症状一般不是眼花、耳聋、手抖等症状,而是嗅觉方面的减退。这是因为人体有12对颅神经,而嗅觉是第一对,所以它是最早、最原始的感觉,也是最敏感的。因此,嗅觉会比听觉、视觉或其他感觉先老化。如果65周岁以上的老年人出现嗅觉功能障碍,一定要及时到医院进行检查。

当出现嗅觉减退时,应该及时到医院耳鼻喉专科进行主观嗅觉测试和客观嗅觉检查,如CT、核磁共振等影像学检查,来明确最终导致嗅觉减退的原因。

* 嗅棒检查是嗅觉检查的常用方法之一

在耳鼻喉门诊中所做的嗅棒检查是由德国人发明的。嗅棒就像小铅笔一样,有刺激嗅觉的不同味道。到专科医院检查的时候,主观检查除了嗅棒检查以外,还会使用一些测试嗅觉的标记小瓶。此外,也有一些客观检查方法,如嗅觉诱发电位、CT(电子计算机断层扫描)、核磁共振(MRI)等影像学的检查,可以帮助排除一些肿瘤功能性的病变。

* 有些疾病可以使患者产生特殊气味

国外有这样一个故事,在英国有一只牧羊犬,它经常去闻主人大腿上长的一颗黑痣,闻完以后就要去抓、挠或者咬,这引起了主人的注意。主人到医院检查后,发现黑痣恶变需要切除。

专家提示

在日常生活中，糖尿病酮症酸中毒后，呼出的气体味道是烂苹果味。国外有一些实验，让小狗去闻不同的尿液，可以提高对膀胱癌的诊断率。

* 不同的气味有不同的功效

薰衣草的香味对镇静、舒缓情绪、放松身心有一定的效果。到了夏天，抹一些清凉油、薄荷味的东西不仅清凉散热，还有提神醒脑的作用。在传统医学中，还会用到一些香囊来驱除瘟疫，或者预防感冒。所以，气味方面的研究正在逐步深入，芳香疗法也在探索阶段。

* 不宜长时间处于刺激性气味的环境中

适宜的气味对嗅觉的刺激和锻炼有一定的作用，如用薰衣草等做嗅觉的刺激和锻炼、吸附和适应，对身体是有益的。所以，在日常生活中，可以适当用一些香水。但要注意如果长时间处于刺激性的气味中，就容易使鼻黏膜、眼黏膜、口腔黏膜产生炎症反应，对健康不利。

有些疾病发生后，会表现出特殊的气味，这种特性，有助于对疾病的发现和诊断。另外，令人愉悦的花香和植物香味有益于舒缓精神、放松身心。

第二章

谁是听力守护者

讲解人：魏永祥

首都医科大学附属北京安贞医院院长、耳鼻咽喉头颈外科主任医师

魏永祥，2010 年 6
月 27 日节目播出，
时任首都医科大学
附属北京朝阳医院
副院长。

* 过度使用耳机会导致突发性耳聋吗？
* 不正常的挖耳习惯会使听力下降吗？
* 老年人选配助听器有哪些讲究？

耳朵突然听不清，是健康出现了危机。耳朵护理有
方法，保护听力，如何学会从身边小事做起？首都医科
大学附属北京安贞医院院长、耳鼻咽喉头颈外科主任医
师魏永祥为您讲解。

* 噪声对耳朵的损伤很大

当遇到爆震时，如
放鞭炮前，可以背
向爆炸源，张口呼
吸或进行吞咽动
作，或用手指塞入
外耳道口，这样对
耳朵都可起到一定
的防护作用。生活
中应该尽量远离噪
声环境，如果不可
避免，应使用耳塞
进行保护。

保护听力要避免噪声环境，噪声在城市中很常见，
如马路、工地、家庭装修、嘈杂的酒吧噪声等，对听力
的损害很大。避免噪声可以用棉球或小耳塞把耳道堵上，
以减轻噪声的刺激，有力地保护听力。

* 耳机使用不当也会损伤听力

过度使用耳塞式耳机，同样会损伤听力。很多年轻人
在使用耳机的时候音量大得连旁边的人都能听清，这种情
况容易诱发内耳循环障碍，引起突发性耳聋。在地铁或者
公交车上，很多年轻人戴耳机长达三四个小时，这对听力

损害较大，也容易诱发突发性耳聋和听力损失。所以，在一般情况下戴耳机不要超过1小时，1小时左右就要休息。

* 清理耵聍不可取

有一天小李去附近的一家理发店理发，在和店主的交谈中发现，这家店还为顾客提供掏耳朵的服务，小李喜出望外。理发师熟练的掏耳技术，让小李想起了小时候躺在妈妈的怀里，让妈妈掏耳朵时的情景，那种舒适的感觉就是他迷恋上掏耳朵的主要原因。于是小李成了这家店的常客，一有空就到理发店里去掏耳朵。那么，这样对耳朵有没有好处呢？

专家提示

掏耳朵稍不注意就容易把鼓膜捅破，这种外伤性的鼓膜穿孔以后，会引起听力下降，同时会引起外耳道炎，所以这种掏耳习惯应该摒弃。耵聍是人体自身的一种代谢产物和防护机制，它对小虫的爬入起到防护作用。耵聍在耳朵里如果没有形成栓塞，会随着人的张口等下颌关节运动自行排出。此外，每次在洗澡、洗头或做完清洁以后，可以拿棉签轻轻地蘸一蘸耳朵，或者轻轻地做旋转动作，这样既可以止痒，又可以起到清洁耳道的作用。但是，如果耵聍引起了栓塞，或者引起听力下降，或老人耳朵里有很大的耵聍时，就要到医院进行处理了。

* 助听器选择要因人而异

很多老年人都会在听力下降时选用助听器，助听器分耳背式助听器和耳道式助听器。助听器实际上就是一个放大声音的装置，起到补偿听力的作用。听力下降到

尽量不要在嘈杂的环境中使用耳机听音乐。另外，如果使用耳机，可选择耳罩式，不建议使用耳塞式，而且音量不宜过大，使用时间不要超过1小时。

正常分泌的耵聍对外耳道能起到保护的作用。日常生活中，耵聍会随着外力从耳道中脱落，不需要经常清理。但是，有些中老年人会因为肌肉松弛、下颌关节运动无力或者外耳道口塌陷使耵聍积存，堵塞外耳道，这时，则需要到医院进行清理。

助听器的选择和验配最好到专业的医院或者助听器选配中心，经过系统的病史采集和听力检查后，根据检查结果，判断听力水平，然后才能选配不同类型和功能的助听器。

什么程度需要配助听器呢？一般情况下是 45～90 分贝，听得不是很清楚的时候，要到专业的助听器选配店或医院门诊选配助听器。如果听力下降到一定程度还不去配助听器，那么听力下降就会越来越快。但不合适的助听器对听力也是有一定损害的，如果没有专业的助听器验配师把助听器调配适中，也会对听力造成损伤。所以，买助听器不要图便宜，更不能随便买一个助听器戴上后就觉得一劳永逸了，应该是一年左右做一下调适。

* 巧治耳朵进水

游泳或洗澡时耳朵进水以后，可轻轻地偏一偏头，水自然就会顺着耳道壁往外流，或者用比较柔软的东西或干棉签轻轻蘸一蘸，它会吸收里面的水分。如果有鼓膜穿孔或者耳朵流脓的情况，耳朵进水后可以捏着鼻子闭上嘴，鼓鼓气，同时用柔软的棉签蘸一蘸，这样有利于分泌物的排出。

第三章

耳鸣拉响健康警报

讲解人：魏永祥
首都医科大学附属北京安贞医院院长、耳鼻咽喉头颈外科主任医师

魏永祥，2010 年 6 月 28 日节目播出，时任首都医科大学附属北京朝阳医院副院长。

* 耳朵突传异响可能是什么问题？
* 突发性耳聋有哪些临床表现？
* 突发性耳聋如何治疗？

耳鸣是生活中经常遇到的现象，这种现象是不是一种疾病？身体出现哪些异常预示着耳疾发生，提醒我们该引起重视？首都医科大学附属北京安贞医院院长、耳鼻咽喉头颈外科主任医师魏永祥为您讲解。

* 了解耳部结构

耳朵的最外面是耳郭，耳郭和外耳道收集声音以后，在中耳放大，在内耳感觉声音。还有一个叫咽鼓管的结

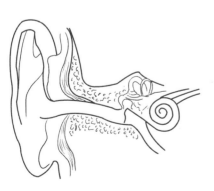

构，和咽腔相通。耳朵就好像一个小的扩音器，如果中耳或内耳出现障碍，就会发生听力下降或者耳鸣，甚至导致突发性耳聋。当影响到前庭功能的时候，会出现

眩晕。一般情况下，突发性耳聋是指突然发生的、原因不明的单侧听力下降（偶有双侧听力下降），可伴有耳鸣或眩晕，这种情况会持续数秒、数分钟，或一段时间。

＊突发性耳聋的发生有诱因

一天晚上，苏女士的大哥打来电话，告诉她在沈阳的母亲突然去世了。第二天一早，苏女士感到有些头晕。她觉得可能是晚上睡得太少造成的。强忍着内心的悲痛，苏女士还是加班加点地工作。可就在这个关键时刻，她的听力出现了问题，左耳朵嗡嗡响，感觉就像风闷到罐子里一样。起初，苏女士并没有太在意。她想这一段时间忙完后，多休息几天，可能也就没事了。可是三周过去了，苏女士出现耳鸣的频率却越来越高。这时苏女士才意识到自己的左耳可能出现了问题。

突发性耳聋的病因现在还不明确，临床主要有两种学说：一是病毒感染学说，有部分患者在发病前一个月左右有感冒史。二是循环障碍学说，内耳是非常脆弱的器官，患有高血压、动脉硬化等基础疾病的中老年人更容易发病。

专家提示

由于受到生活压力或者精神情绪方面的影响，出现单侧耳朵听力障碍，这种情况就容易患突发性耳聋。如果是突发的一过性耳鸣，可能是正常生理调节过程，也可能是内耳供血一过性的不足，这种情况不算是突发性耳聋。突然的情绪激动，或者耳朵有一过性听不见的时候，也不算突发性耳聋的范围。发生原因比较明确的，如爆竹声、枪声这种突然的声音引起的单侧耳鸣或双侧耳鸣或听力下降，叫作爆震性耳聋，也不属于突发性耳聋。

＊突发性耳聋的临床表现

李女士54岁，这天早晨她的耳朵就像堵了一团棉花似地突然听不清了。时间一点点过去，李女士耳朵的症状不仅没有缓解，而且还开始伴随头晕、恶心的症状。李女士早晨还能扶着桌椅站起来，而现在躺在床上一翻身就会感觉天旋地转。李女士的儿子赶紧带着母亲来到医院，李女士到底怎么了，为什么症状一个接着一个？

专家提示

突发性耳聋的临床表现：第一是耳朵发闷、听不清或者听不见，医学上称为听力下降。第二是耳鸣，就是耳朵发出不同的响声，有的像蝉鸣一样，这种耳鸣不能小视，它是伴随听力下降的一个前驱症状。第三就是头晕，还可能伴有恶心。

* 突发性耳聋的最佳治疗时间

出现突发性耳聋，最佳治疗时间是发病三天以内，一般情况下发病一周以内应尽早治疗，最长不要超过一个月。要通过听力学检查来诊断是感应神经性耳聋还是其他传导性耳聋。突发性耳聋有30%的能自愈，除此以外，如果一周之内能及时就诊，大部分是能治愈的。但是有高血压、糖尿病或者心脑血管疾病的中老年患者，由于内耳供血不足而引起的突发性耳聋，这种情况的治疗效果比较差，极个别的还可能导致永久性听力损失。

当出现听力下降的情况，应该及时到医院就诊，做听力检查。如纯音测听检查，可以判断是否是神经性耳聋；耳蜗电图等检查，可以鉴别出耳聋病变部位。内耳的核磁共振检查则可以明确内耳道有没有出现病变。同时，也要做血常规等检查，判断是否为血流速度变慢、微循环出现障碍等诱发的突发性耳聋。

突发性耳聋的第一个症状是突然发生听力下降，在几分钟或几小时之内单侧耳朵听力下降。第二个症状就是会有耳鸣，而且是高调耳鸣，而不是嗡嗡声或隆隆声。第三个症状是眩晕，有颠簸感，还经常出现恶心、呕吐的症状。当出现这些情况的时候，一定要及时就医。

出现突发性耳聋一定要早诊断、早治疗，一般在发病7～10天内是治疗的黄金时期，发病1个月后再进行治疗的效果差一些，部分的患者会出现永久性听力损失。

* 突发性耳聋的治疗方法

突发性耳聋的治疗原则是根据病因对症下药。如针对内耳循环障碍，要用改善内耳微循环的药物，主要用药物来降低血液的黏稠度、扩张血管。如果是内耳毛细胞的损害和神经损伤，要给神经营养药，像B族维生素等。

* 突发性耳聋也会复发

突发性耳聋是一种功能性疾病，如果到医院及时就诊，大部分是能治愈的。但因为耳朵发生过内耳供血不足等伤害以后会很脆弱，因此很容易复发，再次复发后，预后效果不会很好。

第四章

咽喉要道不容小视

讲解人：倪鑫
首都医科大学附属北京儿童医院院长、耳鼻喉科主任医师

* 咽炎和喉炎有什么区别？

* 喉部有哪些常发的致命疾病？

* 预防喉部疾病有什么方法？

* 喉癌的表现有哪些？

倪鑫，2008 年 2 月 16 日至 17 日节目播出，时任首都医科大学附属北京同仁医院副院长。

很多人都有过这种感受，就是起床以后嗓子特别干。那么，嗓子在医学上指的是哪一部分呢？早晨睡醒以后觉得嗓子干，到底是咽腔发炎还是喉腔发炎呢？咽喉还有哪些常见疾病呢？首都医科大学附属北京儿童医院院长、耳鼻喉科主任医师倪鑫为您解答。

* 咽炎与喉炎的症状

咽腔发炎，称为咽炎。咽炎主要的症状是有咽异物感，嗓子会比较干燥，或者总觉得有东西堵着，同时伴有刺激性咳嗽。喉腔发炎则称为喉炎，其突出症状是声音的改变，如睡醒以后因声带充血或者轻度水肿导致的声音嘶哑，也有人表现为呛咳。

* 男女喉结有别

人在正常发育过程中，无论是男性、女性都会长喉结，只是在生长发育过程中，由于激素水平不一样，致使喉

结发育的突出程度也不一样。男性的喉结犹如打开的贝壳一样，因喉结的前端呈锐角或者90°角而显得更加突出。女性的喉结则呈钝角，所以不觉得突出。

* 危及生命的喉部急症

第一，急性会厌炎。会厌是喉部的组成部分之一，当它发生急性炎症的时候，本来是弧形的会厌会发生水肿，有时可肿得像鸽子蛋大小，就会堵在声门上，令患者吸气困难。一般是突发的。

第二，喉水肿，就是会厌下面的两条声带发生黏膜水肿。人体在正常呼吸的时候，两条声带是打开的，气体从喉腔进到气管里，再到肺部。当声带黏膜水肿以后，堵塞喉腔，从而导致呼吸困难。它主要跟感染和过敏有关，化学气体刺激、外伤等亦能引起喉水肿。常见的是用青霉素过敏后引起喉水肿导致的患者突然窒息。

第三，异物卡喉。一般发生在小孩和老年人身上。

* 喉部疾病——喉癌

在头颈肿瘤当中，喉癌的发病率为10%～20%。喉癌的症状主要有三种。

第一，如果喉癌发生在两条声带上，就会出现声音嘶哑。这是首发症状。

第二，咽部不适，有异物感。

第三，当肿瘤范围比较大时，容易发生咳嗽、咳痰甚至有血痰。

研究表明与喉癌发病关系最为密切的因素是吸烟，长期大量吸烟者患喉癌的风险最大。喉癌患者中有吸烟史者占88%～95%；死于喉癌的人中每天吸烟40支以

预防喉部疾病的方法主要有四种。第一，注意"声休"，就是少说话。第二，避免高声说话。第三，把干燥的空气尽量变潮湿，如使用加湿器、多饮水。第四，尽量用鼻子呼吸。

上的人数是不吸烟者的 13 倍。所以，戒烟对预防喉癌十分关键。

* 喉癌的治疗

喉癌越早发现，治疗效果越好。如果喉癌单纯长在了一根声带上，及早发现并进行治疗以后，五年生存率在80％以上，通过放射治疗（简称放疗）和局部切除以后还能说话。如果发展到了晚期，喉癌细胞侵犯了很大的范围，就必须做喉全切除术。

喉全切除之后该如何说话呢？现在有三种常见办法：第一种，用食管发音。食管发音是通过把空气压入食管，然后腹肌收缩，使膈肌上升，压缩食管将空气反压出来，反压出来的过程中振动食管的黏膜而发音。这需要反复练习。第二种，用电子喉。电子喉就像一个麦克风，把电子喉的一个触摸头放在咽部，通过肌肉的感应，使电器发出声音。第三种，用人工喉。

* 咽喉的常见问题

1. 咽炎和喉癌有必然的联系吗？

目前，还没有明确的研究表明咽炎会引发喉癌。喉癌的发生和病毒感染、机体免疫力下降以及不良的生活习惯有关。

2. 烹调时产生的油烟对咽喉健康有影响吗？

烹调食物冒出的油烟，对正常人体的呼吸道是有烟雾刺激的，这属于不良气体刺激，对喉部健康是非常不利的。所以，在家里做饭要开油烟机，尽量把油烟吸走。

40岁以上的人，如果出现声音嘶哑超过3周，就一定要去医院检查。

第五章

藏在咽喉的危机

讲解人：倪鑫
首都医科大学附属北京儿童医院院长、耳鼻喉科主任医师

倪鑫，2011 年 2 月 26 日至 28 日节目播出，时任首都医科大学附属北京同仁医院副院长。

* 声音嘶哑分先天、后天吗？
* 喉癌预警信号是什么？
* 颈部肿物是什么原因引起的？

"如鲠在喉"、"拊背扼喉"、"一剑封喉"，从这几个成语中可以感受到喉部对身体的重要性。在日常生活中，应该怎样做才能保护好咽喉要道呢？首都医科大学附属北京儿童医院院长、耳鼻喉科主任医师倪鑫为您解答。

* 声音嘶哑的诱因、治疗和预防

41 岁的王先生是一位老司机，性格幽默开朗的他没事总爱与人闲聊几句，同事还开玩笑地称他为话痨。然而有一天，王先生突然感觉自己的嗓子出现了问题，说话声音不像以前那样了，甚至变得很嘶哑。王先生去医院的耳鼻喉科就诊，这一看可把他吓了一跳，医生诊断，他的喉咙处长了一块很大的息肉。

专家提示

导致声音嘶哑的原因有三种：①一部分婴幼儿刚出生的时候，哭声嘶哑，这是因为这部分婴幼儿的声带是粘连的。②炎症或外伤。外伤对喉部造成撞击，使喉的

结构发生改变，也会发生声音嘶哑。③声带上长了东西，如声带小结、息肉以及肿瘤，它们都会导致声音嘶哑。教师、歌手、讲师、主持人，以及有不良发声习惯的人，都是声音嘶哑的高发人群，如果发现声音异常，需要及时就医。

如果是炎症引起的声音嘶哑，通过七天的药物消炎以及雾化吸入治疗即可恢复，如果是息肉引起的嘶哑，则需要通过手术治疗。预防声音嘶哑，要养成正确的发音习惯、良好的生活习惯，远离辛辣刺激的食物，并且要保持平和的心态，有肿瘤家族史的人还要定期到医院体检。

* 咽炎和喉炎的区别与联系

毛先生55岁，平日里生活比较悠闲，看电视的时候，也总不忘点上一根烟。然而就在几个月前，他常常会感到声音嘶哑，嗓子里有痰，咳不出来，但是他并没有在意，以为是烟吸多了。可事情并没有像他想象的那样，声音嘶哑的情况越来越严重。那么，他的情况到底是咽炎还是喉炎呢？

专家提示

毛先生这样的患者主要是喉部的问题。第一，因为他很明确地出现了声音嘶哑。喉炎区别于咽炎的最大不同是喉炎会伴随声音的变化，因为喉部从生理结构上包含了声带。第二，如果发生的是喉炎，一定会咳嗽，并带有分泌物。第三，急性喉炎发作的时候，嗓子会疼痛，若两周没有好转，就会发展成慢性喉炎。

* 喉癌的报警信号

几个月过去了，尽管毛先生注意多喝水、少说话，烟也不怎么抽了，没事的时候，还经常自己检查喉咙。但是他恶心、干呕、喉咙嘶哑的情况没有一点好转，无奈之下，他才到医院做检查。经过诊断，他患上了喉癌。

专家提示

对于喉癌，越是早期发现，治疗的效果就越好。有数字统计，声门喉癌，早期发现治疗，五年生存率达到80％。声音嘶哑是喉癌的首发症状，所以一旦出现声音嘶哑要及时去检查。喝水不能有效缓解喉炎，但是在喝热水之前可以先吸吸热气，热气对喉部起到一定的湿润作用，可以缓解喉炎的症状。此外，保护喉部健康，还需要预防呼吸道感染。因为呼吸道感染时，会导致声带充血，发生喉炎。正确的发音方式也是喉部保健的重要方法。还需要注意的是要远离烟草，保持良好的情绪，定期体检，这对于喉部保健也非常关键。

* 脖子上的肿物

53岁的吴女士是一位退休工人，几天前她无意间摸自己脖子的时候，忽然发现脖子上有一个花生豆大的小疙瘩，不疼不痒。但是这也引起了她的警觉。因为她妈妈是得乳腺癌去世的，所以她很关注自己的身体变化。于是吴女士就到医院做了检查，医生发现，她的甲状腺上长了两个结节，必须进行手术切除。

专家提示

颈部很容易出现肿物，主要有神经鞘膜瘤、甲状腺瘤、淋巴瘤等，如果癌细胞发生转移，很容易形成鼻咽癌。像吴女士这种情况属于甲状腺结节，用手能摸到的甲状腺结节一般都是比较大的，一定要到医院做进一步检查，必要时需要切除。

* 引起颈部肿物的常见原因及颈部肿物的诊断、治疗、预防

第一，炎症引起的肿物。常见的是炎性淋巴结，特点是在下颌角出现，活动性比较好，蚕豆大小，按压有疼痛。大多数是由呼吸道感染、牙龈感染导致的。第二，甲状腺结节引起的肿物。甲状腺结节发病率比较高，尤其是女性，但并不是所有的甲状腺结节自己都能摸到。所以，一定要定期去做甲状腺B超检查。

颈部肿物的诊断方法主要有询问病史、查体、化验以及相关的影像学、病理学检查。根据颈部肿物性质的不同，治疗的方法主要有消炎、手术切除以及放化疗。预防颈部出现肿物，要调整饮食结构，注意作息时间，加强锻炼，戒烟戒酒，控制碘的摄入量。出现不明原因的肿物要及时检查。

第六章

春季当心"假感冒"

讲解人：张罗
首都医科大学附属北京同仁医院副院长、耳鼻咽喉头颈外科
主任医师，北京市耳鼻咽喉科研究所所长

* 过敏性鼻炎诊断有什么条件？
* 过敏性鼻炎的症状有哪些？
* 过敏性鼻炎和感冒如何区别？

有很多人曾经有过这样的经历，鼻痒、喷嚏连连，误以为是感冒惹的祸。这种情况在春秋季节高发，严重影响生活，其实，这很可能是过敏性鼻炎在作怪。首都医科大学附属北京同仁医院副院长、耳鼻咽喉头颈外科主任医师，北京市耳鼻咽喉科研究所所长张罗告诉您如何远离过敏性鼻炎的困扰。

* 过敏性鼻炎的诊断条件

张老师是一名小学英语教师，在给学生讲课、朗诵英语课文时总是鼻音很重。她多年来一直被自己的鼻子困扰着。她每天早上一起床就开始不停地打喷嚏，起码要打几十个，还不停地流鼻涕。对于外界和房间里的刺激，反应也是最明显的。从一个房间到另一个房间，如果温度相差大，特别是出入空调屋，打喷嚏的症状也像早上起床那么严重。经过检查，医生确诊她患的是过敏性鼻炎。

专家提示

过敏性鼻炎是部分特殊个体接触过敏原后产生的，是一种由过敏原引起的特殊的鼻炎。曾经的一个流行病学调查显示，北京地区的人口大约是 2000 万人，过敏性鼻炎的发病率大约是 8.7%。通过这样的一个测算，北京地区的过敏性鼻炎患者数量大约是 170 万。所以，过敏性鼻炎是影响日常生活的重要疾病。

过敏性鼻炎有鼻痒、打喷嚏、流鼻涕的症状，同时有一部分人还知道自己可能对什么东西过敏，如有的患者能够很准确地说出自己对花粉、螨虫过敏。但过敏性鼻炎的其他症状就比较难辨别。

过敏性鼻炎的诊断有以下两个条件：第一，要有典型的接触过敏原的病史。第二，过敏原的相关临床检查呈阳性。

* 过敏性鼻炎的症状

过敏性鼻炎的症状包括流清水样鼻涕、突发性打喷嚏、鼻塞和鼻痒。这些症状在日常生活中是非常常见的，但并不是每次都是接触了特殊的过敏原引起的。有些人是早上起来接触了冷空气突然出现的症状，这些症状并不是典型的过敏性鼻炎。医生所指的过敏性鼻炎的症状是接触了过敏原，如接触了花粉、螨虫引起的突发性的症状。还有在过敏原皮肤点刺试验和血清学的检查中，如果有一项呈阳性，医生就认为可能是过敏性鼻炎。

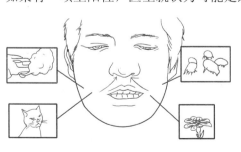

经常有人把过敏性鼻炎的症状误认为是急性鼻炎，也就是感冒的一些症状。症状一开始也是

打喷嚏、流鼻涕，常被患者误认为是感冒，尤其是在患者吃了抗感冒的药以后，发现症状有所好转，所以就更加确信自己得的是感冒。其实是一些抗感冒药中也含有抗过敏成分，因此症状会有好转。

* 过敏性鼻炎的危害

过敏性鼻炎的危害：①可发展为哮喘，给患者带来生命危险。②症状长期得不到缓解，会对患者的精神和心理造成影响。③会引起鼻窦炎、结膜炎、中耳炎。④出现睡眠障碍，影响正常生活。

* 过敏性鼻炎的发生原因及如何预防

过敏性鼻炎发生的原因有两个：①过敏原的存在。②体质对过敏原异常敏感。如果日常环境中总有很高浓度的过敏原刺激鼻黏膜，长期下去可能出现过敏性鼻炎。所以，在日常生活中要注意避免接触过敏原。

如何预防过敏性鼻炎：①保持健康的心理状态。②均衡膳食，坚持体育锻炼。③减少接触生活工作环境中的过敏原。④早期接受正规系统治疗。

过敏性鼻炎的症状是流清水样的鼻涕，突发性打喷嚏、鼻塞、鼻痒，并且接触了过敏原。进一步确诊需进行过敏原的皮肤点刺试验或血清学的检查。感冒除了打喷嚏、流鼻涕以外，通常还有全身的不适，如全身乏力、发热、头疼。过敏性鼻炎只有鼻痒、打喷嚏、流鼻涕等症状。

第七章

莫让鼻窦惹大祸

讲解人：张罗

首都医科大学附属北京同仁医院副院长、耳鼻咽喉头颈外科
主任医师，北京市耳鼻咽喉科研究所所长

* 鼻窦炎有何症状？怎样与鼻炎区分？
* 慢性鼻窦炎并发症有哪些表现？
* 预防慢性鼻窦炎需要注意什么？

有这样一种疾病，中国的患者每年在 5000 万人左右，
而且还呈逐年上升的趋势。如果长期得不到有效治疗，
还会诱发中耳炎、咽喉炎、扁桃体炎，甚至会诱发少见
的眶内感染，这种疾病就是鼻窦炎。该如何防治鼻窦炎
呢？首都医科大学附属北京同仁医院副院长、耳鼻咽喉
头颈外科主任医师，北京市耳鼻咽喉科研究所所长张罗
为您解答。

* 认识慢性鼻窦炎

郝女士自从退休就在家里过着闲逸的生活，但是最近
她经常会突然头疼、眼眶疼，连带整个头部尤其是前额
发胀。经过医生检查，最终确诊为右额窦、筛窦积液囊肿。

专家提示

郝女士的症状，是由于鼻窦炎引起的严重并发症。
她平时没有太明显的症状，而是突然出现鼻塞、流鼻涕，
同时头疼、眼睛胀，这都是鼻窦炎的症状。鼻窦炎典型

的症状是鼻塞、流鼻涕。但是，鼻窦炎和鼻炎是不是一回事？医生所指的鼻炎是局限在鼻腔内的一些炎症，到了鼻窦的炎症叫鼻窦炎，如果鼻窦的炎症持续的时间比较长，就叫慢性鼻窦炎。这两种疾病的症状经常容易混淆，而且有的时候这两种炎症是同时出现的，所以患者自己很难加以区别。

鼻窦炎和鼻炎都会经常出现鼻塞和流鼻涕的症状。但是鼻窦炎也有一些特殊的症状，如面颊部疼痛、牙痛、味觉不灵敏、闻不到味道或者只能闻到很强烈的味道，这些都提示患者可能有鼻窦炎。如果出现的症状是鼻痒、打喷嚏，那可能是得了鼻炎。鼻息肉在严格意义上来说，是鼻窦炎所引起的更严重的并发症。鼻息肉是一种良性的肿瘤，它会严重地阻塞呼吸，需要尽早通过手术切除。

出现面颊部的疼痛、牙痛、嗅觉消失或减退，可能是患上了鼻窦炎。如果出现的症状是鼻痒、打喷嚏，可能是得了鼻炎。

* 慢性鼻窦炎的并发症及其危害

郝女士鼻子里的囊肿还引起了眼睛的不适，时不时觉得眼睛发胀，有被压迫的感觉。她总觉得眼睛胀得好像眼球都突出了，感觉被压迫得不得了，才到医院就诊。郝女士的症状一开始并不是典型的鼻窦炎症状：第一，眼球突出，眼球在靠近外侧的位置，不是正常的外观表现。第二，头疼。所以郝女士挂了两个号，第一是看眼睛，第二是看神经内科，怀疑是不是由高血压引起脑血管出现了什么问题。通过这两个科室医生的诊断，排除了这些疾病。照片子之后才发现是鼻窦出现了炎症。

专家提示

鼻窦炎的并发症有眼部并发症，出现眶内脓肿、眶内蜂窝质炎，可以导致眼球局部包括眼睑的肿胀，严重的时候，因为鼻窦离颅脑非常近，甚至可以引起脑膜炎、脑脓肿这样非常严重和紧急的并发症。

　　另外，得了过敏性鼻炎，鼻黏膜肿胀，阻塞了鼻窦的引流口，也会引起慢性鼻窦炎。遗传因素在鼻窦炎的发病机制中不是很主要的因素，而致病微生物的感染及鼻窦引流的不通畅，是导致慢性鼻窦炎的主要原因。像郝女士，鼻窦引流完全阻塞，里边有脓排不出来，越积越多，向外膨胀，最后压迫眼球引起了眼球外移、视物模糊、眼睑水肿等一系列感染性的症状。所以，有了鼻窦炎后要尽早治疗，避免出现严重的并发症。

慢性鼻窦炎可以导致眼眶眶周的并发症,造成眼球局部、眼睑的肿胀，还可能引起脑膜炎、脑脓肿等严重的并发症，所以慢性鼻窦炎不能忽视。

* 感冒长期不愈可引起鼻窦炎

　　小王是一名白领，平时工作很忙碌。天气寒冷时他时常打喷嚏、流鼻涕，他以为是休息不好，再加上有些感冒，也就没有太在意。这样的状况持续了一个月也没有好转。鼻塞、流涕已经影响到了他的工作。

专家提示

　　感冒、急性鼻炎与慢性鼻窦炎的发生是有密切关系的。通常感冒的周期在5～8天。感冒初期的症状有明显的发热、鼻塞、头疼、周身乏力，经过一段时间的治疗，5～7天发热逐渐退去，鼻腔渐渐通气，分泌物也慢慢减少。但一般在这个时候，很多人突然又出现了鼻腔的阻塞，分泌物不但没有减少反而增多了，这是一个重要的提示，患者可能出现了由于急性上呼吸道感染（感冒的主要类型）引起的急性鼻窦炎。这个时候很多人因为发热症状已经消失就停止了治疗，而没有针对鼻窦炎进行后续治疗，由于耽误了治疗的最佳时机，症状不断迁延就会转为慢性鼻窦炎。

　　全身的免疫能力、抗病能力下降可以引起鼻窦炎。

呼吸道黏膜防御功能异常，也就是本来鼻黏膜应该对这些致病因素有很好的防御和抵抗能力，但这个能力却下降了，也会引起鼻窦炎。

* 预防慢性鼻窦炎从细节做起

如何预防慢性鼻窦炎：首先，要预防感冒，如果得了感冒要及时并坚持治疗。其次，得了感冒要积极控制各种炎症，包括鼻窦炎、过敏性鼻炎等。

预防鼻窦炎在日常生活中需要特别注意以下几点：①预防感冒。②得了感冒以后要积极治疗。③避免挖鼻、拔鼻毛等不良习惯。④增强体质，增强免疫能力。

感冒的周期通常是5～8天，超出周期后，如又出现了鼻腔阻塞、分泌物增多，可能患上了由于感冒引起的鼻窦炎，应及时治疗，避免发展成为慢性鼻窦炎。鼻窦炎的治疗主要有两种：一是药物治疗；二是手术治疗。选择何种治疗方式应遵从医嘱。

第八章

"敏"感的炎症

讲解人：张罗

首都医科大学附属北京同仁医院副院长、耳鼻咽喉头颈外科
主任医师，北京市耳鼻咽喉科研究所所长

* 连续打喷嚏、鼻塞可能会是什么疾病？
* 尘螨过敏患者应该注意什么？
* 注射过敏原疫苗患者会形成耐受力吗？

连续打喷嚏是不少人都出现过的症状，它跟过敏相
关，严重时甚至危及生命，患者可能会出现抑郁、焦虑，
甚至自杀的极端反应。它在春秋季节高发，严重影响我们
的生活。这到底是什么疾病？我们如何远离它的困扰？首
都医科大学附属北京同仁医院副院长、耳鼻咽喉头颈外科
主任医师，北京市耳鼻咽喉科研究所所长张罗为您解答。

* 连续打喷嚏可能是患有过敏性鼻炎

王女士在家里打了几十个喷嚏后，感觉鼻塞特别严
重，甚至有种窒息的感觉。于是赶紧出门，准备到医院
看看，可奇怪的是，当她出门之后，鼻塞、打喷嚏竟然
止住了，这让她更是疑惑。她来到医院后，经过抽血、
量体温检查，并没有查出任何问题，根本不是感冒。于是，
医生建议她到耳鼻喉科看看。结果当耳鼻喉科医生为她
检查后，却给出了一个让她匪夷所思的答案——过敏性
鼻炎。

打喷嚏是人体产生的一种保护性反应，如闻到刺激性气味或者吸入大量粉尘等，通过打喷嚏，将这些有害物质排出鼻腔。鼻炎患者比普通人对冷空气或者刺激性气体更加敏感，所以，在受到相关刺激后会连续打喷嚏。但是在另一种情况下也会出现打喷嚏的现象，那就是感冒。有很多人在打了几个喷嚏以后，就判断自己是感冒了，就会吃感冒药，吃了感冒药以后症状得到了明显缓解就更加确认自己得的是感冒。

口服感冒药后症状会明显改善，是因为常用的治疗感冒的药物有三种：第一种是解热镇痛药物，使患者退热。第二种是抗组胺类药物，它主要是缓解打喷嚏、流鼻涕的症状。第三种是血管收缩药物，解除鼻塞症状，让患者通气。所以，抗感冒药中就有治疗过敏的成分。但是，医生通常都不主张患者口服抗感冒药治疗过敏性鼻炎，因为抗感冒药中有三种以上的成分，只有其中一种是针对过敏的，患者治疗了过敏，却多吃了不少其他的药物，这样用药是不科学的。

> 治疗过敏性鼻炎时要对症下药，不建议患者用抗感冒药治疗过敏性鼻炎。

* 诊断过敏性鼻炎最常用的方法

为了找到王女士真正的病因，医生为她做了一种叫过敏原皮肤点刺试验的检查。过敏原皮肤点刺试验是在患者的前臂进行，一般情况下医生通过人体对这些过敏原有没有阳性的反应来判断。护士给患者前臂滴液体，液体里含有过敏原的成分，然后用一个很微小的针刺入患者的皮肤，少量的过敏原液体会随着微小的创口进入到患者皮肤中去，如果患者是对这个过敏原过敏，一会儿皮肤上就会有反应。皮肤表面有充血的情况，局部伤口有一点点肿胀，形成隆起，这些都是正常阳性反应。

经过检查，最终发现王女士的过敏原竟然是尘螨。她一连串的喷嚏，就是因为在叠被子的时候，吸入了尘螨而出现的反应。

专家提示

有的患者认为，打喷嚏、流鼻涕就是过敏的症状，其实，这是一个很大的误区。不管是过敏性鼻炎还是非过敏性鼻炎，症状可能都是以打喷嚏和流鼻涕为主，包括鼻塞、鼻痒这些症状，但并不是出现了这些症状都是过敏性鼻炎。例如，对刺激性的味道、做饭的气味或者特殊的香味有比较大的敏感性，这并不都是过敏性鼻炎。王女士的病有一个很明显的发病特点，即当她收拾屋子、叠被子时会出现打喷嚏、流鼻涕的症状。这样的细节对临床医生诊断具有很大的提示作用，因为在床上铺盖物里有螨虫存在，这提示她很有可能是螨虫过敏。

尘螨在生活中非常多见，特别是居室中的覆盖物、床单、被套、针织产品中很容易存留尘螨。实际上可以通过一些方法来尽量减少它的含量，包括加温清洗和日晒，都可以最大限度地降低尘螨的数量，但是它很难被彻底清除。对于螨虫比较敏感的患者，哪怕很微小的量，也可能引起比较明显的过敏症状。在显微镜下，尘螨是细小的蛛形纲动物，长度在 0.1 ~ 0.6 毫米。它们的最佳生长条件是 25 摄氏度左右，以皮屑作为食物，每天会排泄 20 粒粪球，这些粪球的直径为 10 ~ 40 微米，如果这些粪球在空气中飞起，正好被过敏性鼻炎的患者吸入，就有可能引起过敏，而出现打喷嚏的症状。

对于尘螨过敏的患者，应当定时开窗通风，保持室内干燥。因为潮湿温暖的环境更容易滋生尘螨。另外，应定期清洗晾晒床上用品,如被褥床单等。

* 过敏原疫苗注射到患者体内形成耐受力

当王女士在医院确诊为过敏性鼻炎后，医生便为她制定了治疗方案，除了使用一些常见的激素类药物外，医生还为王女士制定了一套脱敏治疗方案，为她注射过敏原疫苗。

专家提示

目前，针对尘螨过敏的过敏性鼻炎有一种很好的治疗方法，也就是用尘螨这种过敏原，给患者做特异性的免疫治疗，定期给患者注射过敏原制成的疫苗，时间久了，随着剂量的增大，患者逐渐对这种过敏原产生耐受反应，最终对这种过敏原不敏感。半年左右为一个治疗过程，治疗后症状基本上就消失了，而且生活质量也会得到极大的改善。医生会根据每个患者的情况来决定注射的剂量、间隔等。针对王女士的病情，为她用的是快速脱敏治疗。王女士在注射中没有出现任何过敏的症状和反应，但是有相当一部分患者在注射的过程中，会出现不同程度的过敏反应。有的时候这些过敏反应还是比较严重的，所以一定要在正规的、经过培训的医疗机构进行这样的注射治疗。

针对尘螨过敏性鼻炎的免疫治疗，将过敏原制成的疫苗注射到患者体内。通过不断增加药物剂量，使患者对该过敏原形成耐受能力，从而解除过敏症状。

* 过敏性鼻炎需积极治疗、科学预防

过敏性鼻炎跟哮喘都属于呼吸道过敏性疾病，而且有50％的过敏性鼻炎患者会发展为哮喘。过敏性鼻炎有一定的遗传因素，虽然有一半的人可能会发展为哮喘，但是如果积极治疗、科学预防，可以尽量减少发生哮喘的概率。很多患者对过敏性鼻炎并不是很重视，或者治疗不当，最终引起严重的后果，甚至危及生命。过敏性

鼻炎除了会引起哮喘，还会严重影响患者的生活质量，甚至因为炎症影响了中枢神经系统，再加上长期鼻塞、打喷嚏的困扰，最终出现抑郁而自杀。所以，对于过敏性鼻炎应当及早预防。

对花粉过敏的患者，反而要避免开窗，以防花粉被风吹到居室。要少去花粉浓度高的地方，如街心花园、植物园等。一旦出现连续打喷嚏、鼻塞、鼻痒的症状，应该及早到医院检查，确定是不是过敏性鼻炎引起的。

第九章

藏在耳朵里的危机

讲解人：龚树生
首都医科大学附属北京友谊医院耳鼻咽喉头颈外科主任、主任医师

* 胆脂瘤型中耳炎会不会危及生命？
* 慢性中耳炎分哪几种类型？
* 随意掏耳朵会损伤耳道吗？

龚树生，2012 年 5 月 30 日节目播出，时任首都医科大学附属北京同仁医院耳鼻咽喉头颈外科副主任、人工耳蜗中心主任、耳科首席专家。

耳朵里突现异物，到底是何原因？得了中耳炎，该如何防止它的发展？生活中，如何远离中耳炎？首都医科大学附属北京友谊医院耳鼻咽喉头颈外科主任、主任医师龚树生为您解答。

* 部分胆脂瘤型中耳炎是由中耳炎发展而成

2011 年 8 月底，正值本命年的翁先生渐渐觉得吃东西成了一件痛苦的事，只要他嚼东西，右耳朵就会疼，而且越来越疼，到最后疼得连话都不愿意说。在出现这些状况后的一个星期，翁先生右耳朵压过的枕头上，发现像豆腐渣样的分泌物，并且摸起来很有弹性。翁先生觉得很害怕，于是就来到医院就诊。经过初步检查怀疑是胆脂瘤型中耳炎，这种中耳炎是非常凶险的，并且很难发现，通常发现的时候患者已经处于非常危险的状态了。胆脂瘤如果侵犯到神经，就可能造成面瘫，如果侵

犯到脑膜，甚至可能危及生命。一个小小的中耳炎怎么会造成如此严重的后果？

专家提示

胆脂瘤并不是真正的肿瘤，但是它有一些肿瘤的特性，会膨胀性地增长，若不处理就会越长越大。胆脂瘤型中耳炎跟一般的中耳炎有区别，一部分患者是直接由中耳炎慢慢演变而来的，还有一部分患者可能是先天性因素引起的。一般在胆脂瘤早期鼓膜是完整的，但是随着胆脂瘤的不断增长，会破坏骨质，导致鼓膜穿孔，这时候一旦遇上感染因素，如感冒或者耳朵进水，就有可能发炎，类似于中耳炎。所以，这种疾病早期不容易发现，多半都表现为单纯的听力下降，但随着发展就可能出现鼓膜穿孔、耳流脓的症状。

因炎症等症状引起的叫作后天性胆脂瘤。有的患者，小时候有过中耳炎的病史，虽然已有很长一段时间中耳不流脓也不流水，变成了干耳，以为就没事了，但实际上可能炎性病灶并没有完全消除。中耳长期负压的这些状况，可能使鼓膜内陷，尤其在鼓膜松弛部陷进去后，上皮不断脱落、堆积，就形成了胆脂瘤。

> 耳朵中有类似豆腐渣样的东西流出，十之八九可能是胆脂瘤型中耳炎。

* 胆脂瘤型中耳炎可能危及生命

胆脂瘤的一个特点就是膨胀性增长，并且胆脂瘤含有一种化学成分，这种化学成分有破骨性，所以膨胀后会把周围的骨质破坏掉。它向外可以破坏听骨，使鼓膜穿孔，向内可能会向大脑侵蚀，造成颅内外的并发症，如脑膜炎、脑炎、脑脓肿，十分凶险，直接威胁患者的生命。80%的脑脓肿都是由于胆脂瘤型中耳炎引起的。

* 慢性中耳炎分三种类型

慢性中耳炎有三种类型：第一种类型，单纯性中耳炎。如感冒或者耳朵进水致耳朵流水、听力稍有下降，点一点药就好了，这是单纯的鼓膜穿孔，是安全的。第二种类型，骨疡型中耳炎。鼓室长了肉芽，骨头被破坏，以致耳朵长期流脓，听力下降，检查发现是鼓膜穿孔，但是没有胆脂瘤的存在。第三种类型，胆脂瘤型中耳炎。因这种类型危害最大，所以只要诊断出来，就建议患者尽早手术。因为胆脂瘤不断长大、不断破坏，可能会导致一系列颅内、颅外的并发症，所以手术将其彻底根除是最有效的方法。

* 胆脂瘤型中耳炎应尽早手术

翁先生被推进了手术室，由于他的中耳炎造成了鼓膜穿孔，而且他的听小骨也受到了胆脂瘤的侵蚀，所以医生要把他鼓膜上的这些洞补上，还要为他置换一个人工听小骨，帮助他重新建立听觉系统。除此之外，医生还要帮他把这次生病的罪魁祸首——胆脂瘤清理干净。

专家提示

手术的目的有三个：第一，彻底把病灶清除，尽可能做到不再复发；第二，尽可能提高听力，至少是保持原有的听力不再下降；第三，重建结构。中耳炎手术后，不是所有的患者都不能游泳，一部分还是可以的。对于开放性手术的患者，游泳的时候要小心，有可能游泳时的水不干净，所以要避免脏水进到耳腔里而发生感染。中耳炎手术后患者要定期复查。

* 耵聍会自行脱落　切莫随意掏

曾经有一段时间，翁先生发现自己的右耳在睡觉压着的时候，会有点疼，为此家人还特地拿棉签给他掏了掏耳朵，但是效果并不好。由于自己右耳本来听力就不太好，有点担心的翁先生还是来到了医院。医生在给他做了清理检查之后告诉他，他的耳朵里的耳垢结出了硬块，附在了耳道上，在皮肤拉伸的过程中，牵着皮肤了才会疼，以后只要定期到医院清理耳垢就可以了。

专家提示

耳垢在医学上称为耵聍，分两种情况：一种是干性的，积累的时间长了可以自行脱落，像碎屑一样；另一种是油性的，这类耵聍遇到粉尘就会结成干结，形成块状，有的也会自己脱落。所以，第一种不必掏，第二种需要到医院去清理。因为耵聍含有杀菌物质，在正常情况下是保护耳朵的，如果经常掏耳朵，会破坏外耳道的环境，而掏耳朵用力不当，还有可能损伤耳道。所以，自己不要随意掏耳朵。

不要随意掏耳朵，不正确地掏耳会损伤耳道。

* 预防中耳炎首先应预防感冒

感冒虽然不一定会引起中耳炎，但是家长应该注意的是，如果孩子在感冒期间说耳朵疼，就应该及时到医院检查。医生可能会发现其他的问题，如听力下降或者中耳腔里由于炎症导致中耳积液，这时如果及时治疗，很多都能恢复。

听力对于健康来说是非常重要的，有很多因素会导致听力下降。如年龄因素：60 岁左右的人，听力损失大概占 10%；到了 70 岁，上升到 30% 以上；到了 80 岁，上升到 50% ～ 60%。所以，老年人应高度重视听力问题，尽量避免噪声污染。

第十章

找回消失的声音

讲解人：龚树生

首都医科大学附属北京友谊医院耳鼻咽喉头颈外科主任、主任医师

* 听力下降会有哪些危害？
* 什么原因会引起听力下降？
* 人工耳蜗的原理是什么？

小小音叉放额头，到底是什么检查？年龄增长，听力减退，我们能否坦然面对？首都医科大学附属北京友谊医院耳鼻咽喉头颈外科主任、主任医师龚树生教您保护好自己的耳朵。

* 听力下降原因复杂

随着年龄的增长，听力下降是一个必然的规律，但是不同的人差异很大，有的人听力下降得很快，有的人即使到了90岁甚至100岁仍然耳聪目明。所以，引起听力下降的原因非常复杂。听力下降的原因：①遗传因素。家里祖孙几代，无论老少，都有听力问题的，很显然和遗传有关系。②环境因素。长期在噪声环境下工作的人，很容易受噪声的污染，导致听力下降。③药物因素。在肺结核或骨结核等结核性疾病流行的年代，用得最多的就是庆大霉素等各种"霉素"，这种药物现在用得很少，因为它有耳毒性。此外，还有一些利尿药物、抗肿瘤药物，

龚树生，2013年7月6日节目播出，时任首都医科大学附属北京同仁医院耳鼻咽喉头颈外科副主任、人工耳蜗中心主任、耳科首席专家。

噪声，高血压、高血脂等基础疾病，以及药物、心情波动，都有可能影响耳部血管的供血，导致听力受到伤害，甚至导致突发性耳聋。

也是有很强毒性的。④年龄因素。一般到了 65 岁，听力就会下降。但是也有一些人，40 岁左右就开始听力下降了。⑤情绪因素。情绪因素是导致突发性耳聋的重要原因。所以，老年人要心平气和，不要因为生活中的小事生气。⑥基础疾病。血脂、血糖、血压增高会导致动脉硬化，使动脉的弹性下降，影响供血。供血减少之后，同样会影响听力。耳朵只有唯一一根血管支配，如果这根血管受到很多因素的危害，使供血突然中断，就会影响听力。

* 听力下降的危害

听力下降的危害：①影响情绪，影响沟通和交流，自信心也会受影响。②交流不好，可以引发心理障碍。会更爱发脾气，或者慢慢把自己封闭起来不愿意与人交流。③听觉作为感觉器官，像视觉一样维系正常的思维，因此听力下降对判断力有影响。长期不注意听力障碍，会引起老年人的认知功能障碍，加速老年性退行性疾病的发展，从而引发老年痴呆。

* 老年人要警惕突发性耳聋

66 岁的刘先生，退休以后有点不适应，家人发现他的脾气开始变得暴躁，因为一点鸡毛蒜皮的小事就发火。为了解除自己的不快，他还爱上了喝酒。有一天早上，他一起床，发现世界安静了，什么也听不见，这下可把他吓坏了，于是就赶到了医院。

专家提示

突发性耳聋经过治疗之后，大部分人的听力可以恢复一部分；但是如果完全不治，那就可能再也回不到有

老年人出现听力下降，会影响他和别人的沟通，进而使老年人性格变得内向，不愿意和人交流，从而影响正常的思维和判断力，甚至能引发老人的功能障碍，加速老年性退行性疾病的发生和发展。

声世界了。治疗突发性耳聋，第一要看听力损失的程度，如果只是听不清楚，但还能听见，这种程度通过治疗多半都能恢复听力；要是完全听不见了，给予治疗恐怕也只能恢复一部分听力。第二要看耳聋的时间，一般耳聋在 1 个月以内治疗有可能恢复，超过 1 个月，即使治疗，也不可能有很好的效果。

出现突发性耳聋要及时到医院进行积极治疗，同时要谨遵医嘱，放下手头的工作，安心配合医生治疗，才能取得较好的治疗效果。

* 听力下降不能随意购配助听器

68 岁的李先生，发现自己 3 个月前开始出现了严重的听力下降，电视开很大的声音也听不清楚，跟别人说话也更加费劲了，只看见别人张嘴，却听不见声音。他一着急就直奔药店买了个助听器，刚戴上时效果明显，以前听不见的声音，现在都能听见了。可才戴了几个月他就发现，戴着助听器也听不清了，这到底是怎么回事呢？

专家提示

李先生的情况可能有两种原因，一种是本身病情的进一步发展；另一种是长时间戴不合适的助听器，这对听力是有害的，就像配不合适的眼镜一样。要根据听力下降的程度，到医院找医生进行检查，助听器也要让医生进行调试。

老年人出现听力下降后，不要去随意购买助听器，正确的方法是到医院进行正规的验配和调试，选择适合自己的助听器。

* 严重的听力障碍可植入人工耳蜗

人工耳蜗和助听器不一样，助听器是放大声音，人工耳蜗是一种电刺激。耳郭的毛细胞可能由于年龄或者用药的原因已经不起作用了，但是传导听觉的神经还是好的。这时候只需要在内耳植入一个电极，通过电极放大部分失去听力的老年人都可以通过人工耳蜗让他们重新获得听力，而且失聪的时间越短，恢复的效果越好。

电来刺激毛细胞连接的神经，让神经感知这个电刺激从而听到声音。人工耳蜗是到目前为止，人类最成功的一个仿生学样板。

人工耳蜗植入后，需要一个逐渐适应的过程。失聪时间越短，适应的时间也越短；反之，失聪的时间越长，适应的时间也越长。但是，最终都可以达到一个目标，就是正常地听、说，这对绝大多数患者来说都可以做到。

第十一章

致命的声音

讲解人：龚树生
首都医科大学附属北京友谊医院耳鼻咽喉头颈外科主任、主任医师

龚树生，2013 年 7 月 7 日节目播出，时任首都医科大学附属北京同仁医院耳鼻咽喉头颈外科副主任、人工耳蜗中心主任、耳科首席专家。

* 耳鸣有什么表现和危害？
* 检查耳鸣分为几个步骤？
* 什么是耳鸣的习服疗法？

耳边奇怪的声音是真实还是幻觉，看专家如何为它定义？小小的改变就能让噪声立刻离开？耳鸣的声音，千奇百怪，我们如何知道自己的耳朵是否出现问题？首都医科大学附属北京友谊医院耳鼻咽喉头颈外科主任、主任医师龚树生教您远离耳鸣的痛苦。

* 耳鸣的声音并非真实存在

65 岁的王大爷，从 1 个月前开始每天耳朵里都会出现特别的高音，也就是高音性耳鸣。而且，到了晚上更加严重，咬牙和张嘴的时候，感觉响得更厉害了，这可把王大爷给折腾坏了，想了很多方法，都没能够缓解耳鸣。去了很多医院都说是神经性耳鸣，开了药，但是效果并不好，现在耳鸣的情况越来越严重了。

专家提示

耳鸣患者会听到各种不同的声音：嗡嗡声、吱吱声、刮风的声音，极个别人的耳鸣可能会出现像大合唱的声

音，大部分都是像蝉鸣一样的声音。耳鸣本来是在外界没有声源的情况下，感觉到耳朵里有声音。如果开着电视，听到声音是正常情况，如果没有声源，而感觉到有声音，这就是一种幻觉。

* 耳鸣的危害

耳鸣的危害非常大，轻则影响睡眠、情绪和交流，重则会因为耳鸣产生抑郁心理。极个别的患者，由于无法忍受长时间的耳鸣，到了想自杀的地步。可见耳鸣的危害是非常大的。

* 耳鸣检查三部曲

65岁的李先生，患有耳鸣已经20多年了，开始的时候，他只是感觉到耳朵里有知了叫的声音，但是随着时间的推移，他感觉到耳鸣的声音越来越大，渐渐地他开始听不到别人说话了。

专家提示

通常耳鸣患者到医院，医生会进行三步检查：第一，听力检查，了解听力状况。第二，耳部检查，了解是否耳部疾病导致耳鸣。第三，了解身体有没有长东西，如血管瘤、胆脂瘤。胆脂瘤生长过程非常缓慢，有可能没有其他任何的症状，唯一的表现就是耳鸣。

* "三高" 人群出现耳鸣要警惕

78岁的张女士，前两天因为头疼、耳鸣来耳科就诊，通过耳部检查以后，医生告诉她，她的耳朵没有问题，

耳鸣包括有原因的耳鸣和不明原因的耳鸣，出现了耳鸣要引起足够的重视，因为耳鸣不但会影响睡眠和心情，甚至会产生抑郁。

出现耳鸣要先到医院做听力检查，查找是否有耳部疾病，寻找发病原因。胆脂瘤和血管瘤就是常见的引发耳鸣的原因。

建议她去神经内科进一步检查。神经内科医生经过一系列检查之后告诉她，她的头疼、耳鸣，是由于脑中风引起的。由于救治得比较及时，很快她的头疼和耳鸣症状都消失了。

专家提示

有高血压、高血脂、高血糖"三高"的老年人，如果出现了耳鸣，除了看耳鼻喉科外，还应该到神经内科去排除脑中风，有些甚至是长期性的脑梗塞。因为这类患者可能没有明显的肢体运动障碍，也没有明显的意识障碍，仅有耳鸣症状，所以需要进一步排查。

严格意义上说，脑鸣也是耳鸣的一种，绝大多数的耳鸣都是在耳朵里听到的，但是，有一部分患者感觉到脑子里有声音。这种声音可以是各种各样的，鸟叫声、流水声甚至海浪声、刮风声等，可能是由于脑缺血导致的。

* 耳鸣的治疗

第一，要调整好睡眠，可以给予帮助睡眠的药物，让患者能够睡一个好觉，这样心情自然就能够平静下来。很多人是因为心烦气躁等各种原因睡不好觉，一旦睡踏实了，耳鸣也会慢慢减轻。第二，通过物理治疗、保养的方法，可能有所缓解。第三，习服疗法。

耳鸣的习服疗法，又称耳鸣的习惯疗法，就是让耳鸣的人，适应或习惯耳鸣，这种治疗的方法包括放松训练、心理调整、噪声掩蔽和转移注意力等，能够有效地减轻耳鸣患者的痛苦。

出现了耳鸣，如果不影响休息就可以不用管它，但是如果已经影响到了日常生活，就要到医院接受检查，明确耳鸣的原因。如果是由疾病引起的，可以通过及时治疗让耳鸣减轻或者消失。

第十二章

听力突然消失的秘密

讲解人：龚树生

首都医科大学附属北京友谊医院耳鼻咽喉头颈外科主任、主任医师

* 突发性耳聋与哪些因素有关系？
* 哪些检查可判断听力下降的程度？
* 单耳失聪如何尽早发现、及早治疗？

年龄增长突现耳聋，到底是何原因？各种治疗方法效果不佳，如何才能回到有声世界？突发性耳聋来势凶猛，我们该如何应对？首都医科大学附属北京友谊医院耳鼻咽喉头颈外科主任、主任医师龚树生教您保护好自己的耳朵。

* 突发性耳聋与劳累、精神紧张及基础疾病有关

六年前的一个晚上，忙碌了一天的陶先生在家里打开电视，却发现电视声音开到最大还是听不到。于是，在家人的陪伴下陶先生来到了医院。医生告诉陶先生的家人，他得的是突发性耳聋，药物治疗对于这种疾病来说，能让他恢复听力的可能性很小。难道陶先生的世界从此就是无声的了吗？

专家提示

突发性耳聋与多种因素有关，如生活不规律、长期

龚树生，2012 年 7 月 16 日节目播出，时任首都医科大学附属北京同仁医院耳鼻咽喉头颈外科副主任、人工耳蜗中心主任、耳科首席专家。

睡眠不足、情绪不稳定、压力比较大和精神紧张等，还与高血压、高血脂、糖尿病等慢性疾病有关。突发性耳聋年轻化趋势越来越明显，压力过大的中考、高考学生，耳朵突然就听不见的情况比较常见，工作压力大、焦虑的人，突然听不见的情况更多见。发生在老年人中的听力突然下降的情况也是比较常见的。大喜大悲，也可导致突发性耳聋。

* 老年性耳聋与年龄密切相关

老年性耳聋是缓慢渐进性的听力下降，不是突然下降。老年人随着年龄的增长听力逐渐下降，引起这种下降的原因是机体的老化。老化可以表现为中耳的功能下降，也可以表现为内耳的退变，还可以表现为大脑中枢皮层的功能退化而出现听力下降。所以，老年人的听力下降可能是耳蜗的原因引起的，也可能是听神经的退化引起的。另外，高血压、高血脂、糖尿病可以引起内耳毛细胞以及与毛细胞相关的细胞代谢功能退化，而致听力下降。绝大部分老年性耳聋的病变以内耳的退变为主。

* 多项检查判断听力下降的程度

医生要了解听力损失的程度，还要了解听力损失的类型，此外，还需排除肿瘤性的病变，所以要做CT、核磁共振的检查。内耳有两大功能，一个功能是管听觉，另一个功能是管平衡。经常听说的梅尼埃病就是内耳积水，临床表现除了听力下降之外，主要还有反复发作的旋转性眩晕、恶心呕吐，这就是内耳问题引起的。所以，医生还要进行前庭功能的检查，排除内耳除了听力不好以外，有没有前庭功能的障碍。

* 严重的听力障碍需要及时配戴助听器

陶先生像很多老年人一样戴上了助听器，原本无声的世界总算是有了一点儿声音。本以为戴上助听器就能恢复以前的生活了，但是陶先生发现，自己的生活发生了翻天覆地的变化，不仅工作没法再干了，就连性格也发生了变化。好脾气的他变得越来越急躁，一件事家人要跟他解释半天才能说明白，为了沟通更加方便，大家不得不用纸笔来交流。交流终于没问题了，可是陶先生却越来越沉默，一向喜爱热闹的他，经常一个人看书解闷，越来越不爱说话了。

专家提示

任何装置都有适用范围和适用人群，医生把听力障碍分为轻症状和全聋，陶先生听力损失太重了，已经超出了助听器的适用范围。助听器的作用类似放大器，它把外面接收的声音放大以后传到耳朵里去。由于陶先生的听力损失太重，即使声音被放大了，也达不到听清声音的要求，所以助听器也帮不了他。

* 极重度耳聋可能需要通过植入人工耳蜗解决

各处辗转求医的陶先生来到了北京，他听说可以通过一个手术，让自己恢复听力。医生给他做了耳朵的全面检查后，告诉他恢复听力没问题，只要在耳朵里植入一个人工耳蜗就行了，这让在无声世界里生活了三年的陶先生心花怒放，自己终于能够回到有声世界了。那么，他的听力是否能够恢复到原来的样子呢？

专家提示

人工耳蜗是一个仿生学产品，如果是内耳的毛细胞损伤，但是毛细胞后的听神经还是好的，就可以植入人工耳蜗装置。人工耳蜗是电刺激，把电极植入到耳蜗里面，外面有一个声音接收器，就相当于麦克风，把声音传到语言处理器，不同的声音通过声音处理器到语言处理器编码，编码成电信号，通过刺激电极，直接刺激耳蜗的神经细胞，引起细胞的兴奋，从而把信号通过听神经传到听觉中枢。

* 单耳失聪要引起重视

说起陶先生听力的困扰，要追溯到30年前。30年前的一天，陶先生发现，自己的左耳忽然间听不到声音了。别人跟他说话时，只要离得稍微远一点，他就听不清楚，医生告诉他，这是突发性耳聋造成的，没有特别有效的方法进行治疗。从此以后，陶先生一直靠健康的右耳来听声音，家人也尽量在他的右耳边说话。这给他的生活带来了不小的影响。

专家提示

临床上单耳听力障碍的患者非常多，不仅是老年人，很多青少年也有单耳听力障碍。医生经常在门诊碰到家长带着孩子来看单耳听力障碍，如果问孩子听力不好是什么时候发生的，孩子不知道，家长也不知道，只是偶然的，如接电话时，发现一个耳朵听不见，连准确的发病时间都不清楚。

单耳听力障碍应尽早诊断、尽早治疗。

为什么有些人很年轻就听不见了，有些人到八九十岁还是耳聪目明呢？这就需要我们有良好的生活习惯，不熬夜，不过度疲劳，保持良好的精神状态，不要大喜大悲。在饮食方面，不要吃太咸的腌制食品和太油腻的食品，特别是油炸食品尽量少吃，老年人要以新鲜清淡的饮食为主。

* 生活细节中保护听力

在生活中如何保护听力呢？第一，尽量避免接触噪声，对噪声的敏感因人而异，有的人可能经常接触噪声，听力还行。但是，有些人去一次卡拉 OK，就听不见了，这种噪声对听力明显是有伤害的。第二，对耳朵有毒性的，如链霉素、庆大霉素这类药物，往往打一针之后就听不见了，所以要注意药物对听力的伤害。如果本身听力不好，到医院就诊时一定要告诉医生自己的听力不太好，对耳朵有毒性的药物尽量不要用。第三，基础疾病，如高血压、甲状腺功能亢进等，也可能影响人的听力，所以尽量控制好基础疾病。第四，随着年龄的增大，听力也越来越差，一般 60 岁的老人平均 20％～30％听力下降，年龄每增长 10 岁，听力下降的人就大幅度增长，到了 80 岁，70％～80％都有听力障碍，这是一个不可抗的因素。

第十三章

谁偷走了她们的听力

讲解人：龚树生、黄丽辉

龚树生 首都医科大学附属北京友谊医院耳鼻咽喉头颈外科
主任、主任医师

黄丽辉 首都医科大学附属北京同仁医院新生儿听力筛查康
复部主任、耳鼻咽喉头颈外科主任医师

∧ 新生儿为什么一定要做听力筛查？
* 孕期病毒感染会造成先天性耳聋吗？
* 预防耳聋应该从哪些方面做起？

龚树生，2011 年 4 月 13 日节目播出，时任首都医科大学附属北京同仁医院耳鼻咽喉头颈外科副主任、人工耳蜗中心主任、耳科首席专家。

短短两天，初为人母的她从大喜跌落到大悲；一次小小的疏忽，竟让她酿成大祸；几个小小的红点儿，来去匆匆的病毒，到底谁是真正的罪魁祸首。首都医科大学附属北京友谊医院耳鼻咽喉头颈外科主任、主任医师龚树生，首都医科大学附属北京同仁医院新生儿听力筛查康复部主任、耳鼻咽喉头颈外科主任医师黄丽辉为您探寻答案。

* 新生儿听力筛查对发现听力障碍至关重要

产房里，一对双胞胎女孩呱呱坠地，这让刘女士一家人欣喜若狂。可是这一家人的快乐并没有持续多久，两天后进行的婴儿听力筛查，孩子的听力没有通过。医生表示这也不一定说明孩子的耳朵有问题，在婴儿出生在家里敲锣也好，打鼓也好，孩子有反应，并不代表孩子听力一定正常。所以，孩子出生之后听力筛查没通过，一定要到正规的听力筛查机构去。专业技术人员能够利用各种手段把孩子耳聋的原因、程度、听力损失的类型诊断清楚。准确的判断是今后给予有效干预的前提。

后 42 天还可以再进行一次双耳复筛，确定孩子的耳朵到底有没有疾病。42 天后的听力复筛结果让刘女士的心情落入了谷底，两个孩子的听力检测还是没通过。

专家提示

并不是所有筛查没通过的孩子都有很重的听力问题，有些可能是中耳的问题。如果积水不是很多，而且又是在外耳道，一般小孩都能听到声音。所以有些家长觉得，孩子不需要再去复筛了，这便忽视了听力筛查的结果。所以按照流程来讲，不管有没有观察到孩子有反应，初筛没有通过都要进行进一步的筛查和诊断。

* 造成耳聋的原因有先天性和后天性之分

拿着新生儿三个月的听力检查单，刘女士彻底陷入了绝望，医生说孩子得的是重度感觉神经性耳聋，也就是说她的双胞胎女儿是天生的聋儿。得到了这个诊断结果，刘女士半天没有回过神来。她怎么也想不明白，怀孕期间自己非常注意照顾身体，为什么孩子还会得这种病。医生告诉刘女士，现在只能通过人工耳蜗的手术，让孩子恢复听力，这个消息终于让刘女士看到了一丝希望。

专家提示

耳聋分为先天性的和后天性的。先天性的就是孩子在妈妈肚子里的时候，由于遗传因素、药物因素，甚至病毒感染等原因，导致孩子在宫内发育的时候，听觉器官发育受到了阻碍，感受声音的细胞受到了损伤，就不能把外面的声音通过毛细胞变成一个信号，不能通过听神经传到大脑里，这样的孩子出生以后表现为先天性耳聋。

如果出生的时候是正常的，出生以后在成长的过程中受一些因素的影响，包括药物、外伤和噪声等，出生以后发生耳聋，叫作后天性耳聋。

* 孕期病毒感染是造成先天性耳聋的重要原因

造成孩子耳聋的原因，一直是压在刘女士心里的一块石头。直到孩子抽血进行基因检查的时候，罪魁祸首才慢慢浮出水面。孩子的基因没什么问题，但是身体里有风疹病毒抗体，这种遗传自母体的抗体，很有可能就是导致孩子耳聋的真正原因。这让刘女士想到了自己在怀孕初期有过一次不太严重的过敏，不过只有短短的一两天就好了，并没有吃药打针，难道是那次生病导致了两个女儿失聪吗？

专家提示

不是所有患了风疹的产妇都会导致胎儿出现感觉神经性耳聋。据资料统计，早期的风疹感染会导致25％～30％的孩子有听力损害，重一些的甚至会引起肢体畸形，还可能导致心脏的问题。母亲怀孕早期的一些病毒感染，如巨细胞病毒、疱疹病毒等，都有可能导致听力或者其他运动神经发育的问题。

* 预防耳聋要远离噪声、控制基础疾病

根据第二次全国残疾人抽样调查数据显示，全国各类残疾人的总数为8296万，听力残疾居第二位，为2004万。其中，0～6岁听力障碍的儿童约13.7万，大部分为感觉神经性耳聋，如不及时治疗，会严重影响聋儿的康复效果。近年来，年轻人中突发性耳聋患者的数量增多，

同时我国已经进入老龄化社会，60岁以上的老年人达到了1.4亿人，其中30%以上有听力下降，听力障碍已经成为一个越来越普遍的问题，需要引起我们的关注。

近年英国有一个比较大规模的人群调查，受访者全都是从事音乐工作的人。音乐应该是令人心情愉悦的，但是长时间的接触，即使是音乐也是噪声，对音乐工作者的听力造成了非常大的伤害。

老年人保持心情愉悦很重要。很多老年人是因为跟邻居或家人生气，之后突然间两个耳朵听不见了。所以，老年人一定要家庭和睦，快乐地生活，这一点非常重要。

保护听力还要远离有害因素，如噪声、对耳朵有毒性的药物。太过疲劳、休息不好、情绪太紧张，包括高血压、糖尿病、甲状腺功能异常等基础疾病，对听力也是有影响的，所以一定要对这些疾病有所治疗。

保护听力最主要的办法是远离噪声，远离病毒，提高自身免疫力，保证身体健康，积极治疗身体上的其他疾病。

第十四章

老耳"复明"记

讲解人：马芙蓉

北京大学第三医院耳鼻喉科主任、主任医师

* 老年性耳聋特点是什么？
* 老年性耳聋有什么症状？
* 耳毒性的药物包括哪些？

耳背在医学上叫老年性耳聋。一般从五六十岁开始，人的整个听觉系统会发生退行性改变，遗传因素、后天经历等都有可能加速老年性耳聋的发生。老年性耳聋所带来的仅是听不清的问题吗？它会给老年人带来哪些危害？怎样才能延缓老年性耳聋的发生呢？北京大学第三医院耳鼻喉科主任、主任医师马芙蓉为您一一解答。

* 老年性耳聋给老年人造成心理和身体的双重伤害

2012 年 7 月 21 日，北京遭遇 61 年不遇的特大暴雨，房山区遭受山洪袭击。山洪暴发前，村里开始播放紧急撤离的广播，一位 61 岁的老人因为耳背没听到撤离的广播，成为唯一一个留在村里的人，一条生命就这样被无情的洪水吞噬了。

专家提示

老年性耳聋是听觉系统老化出现的退行性改变。听力是人们融入社会的重要条件，老年性耳聋会影响老年人的语言交流，容易造成老年人抑郁。一些老年人发生交通事故也与听力障碍有关。长期听力退化，有可能加速老年痴呆的发生。

* 老年性耳聋是双侧对称的进行性下降

判断是不是老年性耳聋要先通过检查排除其他因素。如通过鼓膜检查测试有没有中耳的问题，通过听力学检查分辨是低频还是高频听力出现问题，还要排除肿瘤和骨质的破坏等一系列问题。如果并没有器质性损害，又是老年性的、缓慢进展的、双耳听力对称性的、进行性的下降，就要考虑是老年性耳聋。

老年性耳聋有三个典型症状：第一，不明原因的听力下降，缓慢地加重；第二，高频听力下降，对语言的分辨能力下降，听得见但是听不清；第三，常有听力重振的现象。

重振现象是由于老年人的听力范围比正常人要小。正常人是在 0 ～ 120 分贝，而老年人可能 60 分贝才能听得见，90 分贝就开始不舒服。所以会出现大声觉得吵、小声听不清的现象，这就叫作重振。

如果发现家中老人电视机声音开得非常大，说话经常打岔，出现耳鸣并且时常感到天旋地转的眩晕，应该去医院检查听力情况。

* 老年性耳聋的关键是耳蜗出现了问题

耳朵由外耳、中耳、内耳三部分构成，耳郭和外耳道合称外耳，它们起到收集和传递声音的作用。中耳起到放大声音的作用，声音从外耳道传到中耳的鼓膜，鼓膜振动传到后面的听小骨，三块听小骨形成一个链条再传到内耳的耳蜗，耳蜗传递给听神经，再由听神经传到大脑，这就是听到声音的过程。内耳有保持平衡和形成听觉两个功能，如果平衡器官出现问题，人就会出现眩晕。

老年性耳聋的关键是内耳的耳蜗出现了问题。

* 老年性耳聋要根据程度确定治疗方案

老年性耳聋是自然的生理过程，不能通过药物逆转。对待老年性耳聋，首先要做到心态平和，焦虑的情绪只会加速耳聋。对于一开始只是耳鸣、听力轻度减退的患者，如果有基础疾病，一定要加以控制。可以通过一些活血化瘀和营养神经的药物来辅助治疗。情况稍微严重一些，感到沟通有障碍的患者应戴助听器，但是老式助听器只是单纯地放大声音，并不适合所有患者。

* 双侧听力严重下降才可以置换人工耳蜗

一次偶然的机会，闫女士得知可以置换人工耳蜗，于是她来到了医院就诊询问。原来，闫女士的耳鸣除了睡觉时，几年来一刻不停，更让她感到害怕的是听力下降越来越严重，换了4个助听器，可效果并不明显，这对于爱说爱笑的她来说是非常沉重的打击，人工耳蜗仿佛成了她最后的希望。

专家提示

置换人工耳蜗并不是要将体内的耳蜗拿出，而是植入一个可以替代耳蜗功能的装置，绕过耳蜗，直接刺激听神经。但是，植入人工耳蜗也有条件，就是一定要在双侧听力都严重下降且问题就出在耳蜗上时才可以植入人工耳蜗。

* 振动声桥可以增大听小骨的功能

医生看了闫女士的检查结果后发现，闫女士的耳蜗没有彻底坏掉，也就是说还有残余的听觉功能，并不是一点功能都没有，废弃掉它而植入人工耳蜗太可惜了。可是闫女士的情况又迫切需要改善听力，一个新的想法浮现在医生的脑海中。

专家提示

最终，医生在征得闫女士的同意后为她植入了一种叫振动声桥的装置。这是一种植入式助听器，它的工作原理就是将一个像小鼓槌一样的东西绑在听小骨上，增大听小骨的振动，刺激耳蜗。这种装置终身适用，可以通过外部的电脑进行调试。但是也并不是所有人都能植入振动声桥。植入振动声桥要满足三个条件：①要能耐受全麻；②听力要在医生要求的范围内；③言语识别率要在50％以上。

* 生活中的耳毒性药物

耳毒性药物是会损害听神经的药物，服用需谨慎。耳毒性药物包括氨基糖苷类抗生素，如庆大霉素、链霉素、卡那霉素等，以及水杨酸类药物、治疗疟疾的药物等，都有可能损害到听神经。如果已经有听力下降等问题，要向医生咨询所服药物中有没有伤害耳朵的成分。

第十五章

眩晕背后的隐情

讲解人：余力生

北京大学人民医院耳鼻喉科主任、主任医师

* 头晕与耳朵有什么关系？

* 不同种类的头晕应该去什么科室就诊？

* 什么是耳石症？

* 耳石症如何进行自我检测？

相信大家都经历过头晕，偶尔发作我们不会太当回事，频繁发作却会给我们带来异常的痛苦。据统计，到医院就诊的患者中头疼是第一大主诉，其次就是头晕。虽然大家的症状都是头晕，但是经过检查却发现病因完全不一样。到底怎样的头晕应该引起我们的重视？头晕背后有多少种疾病？长期头晕找不到答案为何应去耳鼻喉科就诊？北京大学人民医院耳鼻喉科主任、主任医师余力生为您讲解。

* 揭秘不为人知的耳石症

一天晚上，田女士睡得很晚，原本每天都能轻松入睡的她，那天刚躺下没一会儿，就觉得头一阵阵犯晕，睁开眼睛就感觉天旋地转。当时她以为是自己累着了，想着休息一下就会没事。可让她万万没有想到的是噩梦就此开始。被头晕苦苦折磨的田女士来到了医院，医生通过详细的问诊了解到，田女士总是在头位变化时出现

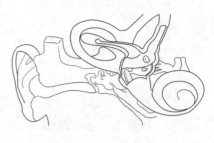

阵发性的眩晕，而且每次眩晕的时间都不超过 20 秒，于是医生初步怀疑，她是患上了耳鼻喉科的一种常见疾病——耳石症。

专家提示

在所有头晕的患者里，每 3 个人大概有 1 个就是耳石症，概率非常高。耳朵有两个功能，第一个功能是听声音，第二个功能是保障平衡。内耳里有半规管，每一侧有三个半规管来决定我们的平衡，调整人的体位。内耳里面还有一些像小石头一样的东西即耳石器，它是一种结石类的东西，但是它跟胆囊结石或者别的结石都不一样，它属于正常的生理结构，人生下来就会有。

* 晕车与耳石器有很大的关系

晕车跟耳石器有很大的关系。晕车的人其耳石器是不对称的，一边大一边小；不晕车的人两边耳石器是对称的，长得都一样大，所以运动起来它的运动性和功能就会比较好。眩晕的患者 70%～80% 是这里出现了问题，问诊明确了以后还需要做前庭功能检查来确定。

* 前庭功能检查可确诊耳石症

耳朵中负责平衡的地方叫前庭。前庭功能检查能明确以下几项：①患者是不是耳石症；②如果是的话，是哪一侧，是三个半规管里的哪一个半规管发生了问题。患者戴一个眼罩，医生观察眼球的运动情况，随着体位

如果出现了耳石症，通过前庭功能检查，就可以准确地找到问题所在，并对症治疗。

的变化,如果患者有耳石症,眼球振动的反应是不一样的。

* 不同种类的头晕应去不同的科室就诊

头晕有不同的种类。如果感觉天旋地转和看东西晃动,这是属于耳鼻喉科的范围,叫真性眩晕。如果患者觉得头昏昏沉沉的,头顶像盖了盖子一样,这种属于神经内科的范围,主要是大脑供血不足的表现。如果是走路不稳,深一脚浅一脚,需要耳鼻喉科和神经内科一起看,属于两科交叉的问题。

* 耳石复位很神奇　五分钟"手到病除"

由于耳石位于内耳的最深处,一旦脱落,很难通过一般药物将其复位,于是对于耳石症,一般都会采取复位治疗。所谓的复位治疗,就是医生指导患者,做几个头位和体位的变化,使脱落的耳石回到原位。复位一定要在医生的指导下进行。

* 三大原因引发耳石症

引发耳石症有三大原因:第一,脑供血不足;第二,头部的外伤;第三,头部的手术。

外伤和手术不会经常发生,但是有些运动员,如拳击运动员或者足球运动员,耳石松动的可能性是存在的。引发耳石症最主要的原因是脑供血不足,特别是年纪比较大的老人,即使是把耳石复位回去了,仍有一些患者会感到头晕,这是前庭的其他反应所致,跟耳石症就没有关系了。

当您看物体时有旋转感,就应该选择到耳鼻喉科就诊。如果您看到事物时感觉头脑昏沉,则应该选择到神经内科进行检查。当这几种感觉同时存在时,那么您就要到医院的眩晕专病联合门诊进行进一步的检查。

脑供血不足、头部外伤和头部手术,都是耳石症病发的原因所在。

50 岁以上的中老年人都是耳石症的高危人群，特别是有脑供血不足、头部外伤和头部手术的人群更应高度警惕耳石症的发生。但只要保持充足的睡眠，并通过适当的运动来改善体内的血液循环，生活中注意避免摔倒，就可以有效避免耳石症的发生。

* 自测：您是否有患上耳石症的可能

自测方法：起床低头时和在床上翻身时，会不会发生一分钟以内的眩晕，如果回答是，很可能就是耳石症，应及时到耳鼻喉科进行检查。

第十六章

耳朵发出的叫声

讲解人：余力生

北京大学人民医院耳鼻喉科主任、主任医师

> * 突发性耳聋是在给身体报警吗？
>
> * 突发性耳聋治疗要注意什么？
>
> * 突发性耳聋有何前兆要警惕？

突如其来的耳朵失聪，对老年人来说究竟意味着什么？听力悄然消逝的背后，暗藏着怎样的隐患？面对突发性耳聋，又有什么有效的办法可以提早化解它带来的危机？北京大学人民医院耳鼻喉科主任、主任医师余力生为您讲解。

* 突发性耳聋可能是脑血管意外的先兆

凌晨 4 点，当大家都还沉浸在睡梦之中的时候，赵女士家的灯却突然亮了，因为她感觉到耳边有很大的响声，就像是在工地施工一样，她赶快打开窗户看了看，可是楼下并没有施工。虽然赵女士心存疑惑，但还是选择继续入睡。第二天一早，赵女士耳边的声音依旧没有消失，她来到了医院，接诊的医生通过赵女士所描述的症状，让她首先进行了听力测试。听力测试检查结果显示，赵女士的左耳听力基本正常，但是右耳的听力却严重下降。根据这个检查结果，医院给出了怎样的诊断呢？

专家提示

赵女士右边的耳朵通过检查发现听力突然下降，属于突发性耳聋，这种病是比较常见的。研究已经发现，突发性耳聋从某种程度上来说，可能是脑血管意外的先兆，如果发生了突发性耳聋，今后出现脑血管意外的概率是常人的 6 倍。

* 突发性耳聋是身体"丢卒保车"的反应

内耳的血管是从脑血管发出的一个分支，属于脑循环的一部分。这是动物进化成人以后重要的标志，即使人类头部的供血增加了。头部的供血占全身供血的60%，耳朵供血占全身供血的14%，头部供血所占比例非常大。耳蜗只有一个手指头大小，人体一旦供血不足，比起心脏、大脑的功能，身体认为耳朵是相对次要的。因此，供血不足时往往首先会中断耳朵的供血，以保证其他更重要的器官，这是身体的一个"丢卒保车"的反应。

* 突发性耳聋应尽早治疗

被确诊为突发性耳聋之后，医生立即为赵女士输液治疗，医生告诉她，这段时间都需要来医院输液。几天过去了，赵女士感觉自己的右耳能够听到声音了，听力测试结果也显示，赵女士的听力有了显著的恢复，由原来的80分贝变为30分贝，这让她欣喜万分。

专家提示

突发性耳聋分很多种类型，赵女士是因为血管痉挛所致的突发性耳聋，所以解除血管痉挛、改善循环后，就能把耳朵的功能调节好。要注意的是，血管痉挛以后是不可以先用血管扩张药的。因为扩张时容易把周边的血管扩开，而本身有问题的这根血管反而效果不明显，疗效就会大打折扣。

如果在发病两周以内治疗，疗效能达到 80％ 以上。如果超过这个时间再进行治疗，疗效只有 30％。治愈概率随着治疗时间的推移急剧下降。

* 耳鸣是突发性耳聋的前兆

61 岁的赵女士退休前，曾是一名杂志社的副主编。忙碌的时候，她免不了为工作上的事情着急，一着急上火，就会耳鸣，等心平气和的时候，这耳鸣的情况也随之缓解了，但对此她并没有在意。那么，赵女士之前出现的耳鸣和她这次发生突发性耳聋有关系吗？

专家提示

在地上蹲的时间长了，如果突然站起来就会头晕或者耳朵会轰的一响，这是因为蹲的时间长了以后，血液在下肢上不来，突然一下起来，会有血管痉挛，这时候便会出现头晕或耳鸣。耳鸣的这个信号是内耳血管痉挛的表现，就像是机器一样，给不上油了就有点噪声。这个噪声是血管要发生痉挛的一个信号，如果当时处理得及时就消除了，如果当时没有注意，痉挛的时间长了，就会变成突发性耳聋。

* 三种耳鸣声警惕突发性耳聋

有突发性耳聋的患者，80％ 都伴有耳鸣，不同的声音也代表着不同的部位。例如，内耳的问题，一般是像马达一样的嗡嗡声；神经性耳鸣一般是有尖叫感的声音，

一旦出现了突发性耳聋就要立即到医院检查治疗，因为突发性耳聋的最佳治疗时机只有两周。

严重的耳鸣通常是突发性耳聋最主要的一个前期征兆。

蝉鸣声、马达声最可能与突发性耳聋有关，应及时到耳鼻喉科检查。

像蝉鸣声；中枢性耳鸣一般是颅鸣，患者分不清在哪一侧，只是感觉有声音在脑子里面响，一般是大脑皮层产生的。人的听觉通路是从耳郭、外耳道，通过耳膜、听骨链，然后传到耳蜗，再从前庭传到大脑的。传导通路上的任何一个位置出了问题，都有可能会产生耳鸣。通常来讲，越靠外周，声音会越低沉，而越往内侧，声音越高调。因此，通过耳鸣也能初步推断病变的部位。

* 导致突发性耳聋的原因有上百种

睡眠质量差、长期精神紧张、过度劳累及长期在噪声大的环境下工作生活，最容易导致突发性耳聋。

现代医学确定，导致突发性耳聋的原因有 135 种。四类常见原因会导致突发性耳聋。一是睡眠问题。因睡眠不好而出现耳鸣常常是神经衰弱的一个表现。二是精神紧张、情绪波动。调查显示，突发性耳聋在国外高发的年龄为 55 岁左右，中国为 41 岁，因为这个年龄段的人压力是最大的。三是过度劳累。白领、骨干、精英人士常会发生这样的情况。四是环境的噪声，也会造成听力下降。不管是哪种原因，都会影响到内耳的循环，所以突发性耳聋是多因素作用的结果。

* 突发性耳聋离您有多远

出现持续三天以上的耳鸣、听力下降并且伴有眩晕，可能是突发性耳聋的征兆。

第一，您是否会频繁地出现耳鸣，而且持续时间超过三天，这样就要尽快到医院检查。

第二，您的听力是否会出现下降的情况。如何判断听力是否下降？一个简单的方法就是打电话时发现自己听不清。

第三，因为耳朵除了负责听力以外还负责平衡，所以如果您出现了眩晕，也需要尽快到医院检查。

* 专家支招教您如何缓解耳鸣

鼻子后面有一个管道与耳朵相通，这是中耳的一个通气管，在某种情况下，如坐飞机、潜水或者感冒，这个管道就会被堵上，耳朵就有发闷发堵的感觉。这时候几个动作就可以缓解：一是张嘴打哈欠，二是嚼口香糖，三是做吞咽动作。

缓解耳鸣的三个小方法：打哈欠、嚼口香糖和吞咽动作。

第十七章

"窃听"风云

讲解人：李永新
首都医科大学附属北京同仁医院耳鼻咽喉头颈外科一耳科主
任、主任医师

* 哪些原因可能导致耳聋？
* 游泳为何会导致中耳炎？
* 保护耳朵有何小妙招？

中耳炎是导致耳聋的原因之一，单声道的世界给耳聋的患者带来了无尽的痛楚。中耳炎与耳聋有着怎样的关联？如何治疗中耳炎？怎样保护耳朵、保护听力？首都医科大学附属北京同仁医院耳鼻咽喉头颈外科一耳科主任、主任医师李永新带您一起走近"窃听"风云。

* 耳聋的原因

因为听力问题，高先生本来和睦的家庭争吵不断。其实，听力问题一直都是高先生心中的暗伤，这伤一痛就是 30 多年。30 年前，高先生还是一位年轻帅气的小伙子，一天他像往常一样下班回家，可是一场突如其来的大雨，把高先生淋成了"落汤鸡"。高先生回到家中，连打了几个喷嚏，这才意识到自己感冒了，赶紧服用感冒药，好好休息。但是，更严重的情况出现了，第二天早上醒来，高先生发现自己的右耳像塞了棉花一样堵得难受，而且还嗡嗡作响，电视声音开得很大也几乎听不到。高先生的耳朵究竟出了什么问题？难道因为淋了雨就听不见了吗？

专家提示

耳聋多为先天性的，后天性的耳聋大多是由药物引起的，此外，噪声、外伤、特殊的感染等也是引起耳聋的原因。而高先生的耳聋主要是因为鼓膜穿孔，导致听骨链受损，听力下降。高先生因为感冒诱发中耳炎，中耳炎又导致听力的下降。正常人的鼻咽部和耳朵相通的管道——耳咽管未阻塞时，可以保持鼓膜内、外压力的平衡。高先生淋了一场雨后引发感冒，致使上呼吸道细菌通过耳咽管进入中耳，从而导致中耳炎。初期高先生是急性中耳炎，三个月后由于没有治愈，引起了慢性中耳炎，出现耳朵流脓、听力下降的症状。

游泳不慎也能导致中耳炎。如果游泳时进到耳朵里的水没有及时被清理，这部分水里的细菌就会诱发耳道发炎。最初的症状是耳道红肿，接着蔓延到鼓膜，从外耳道炎发展为鼓膜炎，最终导致中耳炎。因此，游泳结束后一定要把耳中的水控出来，可以侧头、单腿跳或者用手压住耳朵，然后松手，水就会因为重力而流出。

* 中耳炎的症状和危害

每个人都会经历单纯性中耳炎，比如感冒后耳朵不舒服或者听力下降一段时间。但如果中耳炎没有治愈，就会引起慢性中耳炎，而耳膜的穿孔就是因为炎症使中耳腔积脓、积液，又找不到排泄的途径，机体只有通过自我保护功能把耳膜穿出一个孔，将脓液排出去。中耳炎的症状是疼痛减轻了，但出现流脓。如果中耳腔积了大量的脓液，并且没有排泄出来，向上发展就会靠近大脑，向内发展则靠近内耳。内耳主要是感受声音的，也是负责平衡的，此外，面神经即脸部的运动神经也在里面。如果脓液向里面走，就会出现这些器官的受累症状。中耳炎侵犯内耳会导致听力的严重下降，使平衡器官受累，引起头晕、目眩，并伴有恶心、呕吐。如果面神经受累，就可能出现面瘫。中耳炎侵犯大脑的危害巨大，如果脓液向上走进入脑部，就可能出现脑膜炎、脑脓肿和颅内并发症，后果十分严重。

* 中耳炎的手术治疗

高先生自从退休之后，右耳发病越发频繁，三天两头流脓，听力也是一天天下降，饱受折磨的高先生试遍了各种方法都没有效果。

专家提示

高先生用了 30 年的药物，流脓还在反复发作，听力还在继续下降。病情到这个阶段只有通过手术，把耳朵里的病灶清除，把鼓膜修补上，才能达到治疗的效果。首先，完全清除掉耳朵里穿孔内侧的病灶，如积液、坏死的组织和肉芽。其次，在患者耳后切口，取一小片肌肉的筋膜，用它把鼓膜修补上。虽然修补鼓膜的材料有很多种，如同种异体组织、生物高分子合成材料等，但从人体自身所取的材料为最佳，基本没有排异，生物相容性好，生长的周期也较快。所以，手术要在耳后找到很小、很浅的纹理，切 3 厘米左右的小口，取 1 厘米 ×1 厘米 ×1 厘米的肌肉筋膜。经过手术治疗，一般 96％ 左右的患者都能够停止流脓，而要提高听力涉及的因素非常多，只有 60％～70％ 的概率能改善患者的听力。

听力恢复要有周期，鼓膜修补后，鼓膜内侧面、外侧

中耳炎反复发作需要手术治疗，通过手术把耳朵穿孔内侧的病灶完全清除，再取手术切口处的一小片肌肉筋膜修补鼓膜，从而达到治疗的目的。听力的恢复周期是四五十天。

面都会贴有如药棉和纱布等生物材料填塞耳道口，三四周后逐渐清理残余药棉。若有少量脓液渗出，也能随着咽鼓管通过鼻腔排出去。恢复的周期是四五十天。

* 耳朵的保护方法

保护耳朵，第一是防水，尤其要注意防止脏水进入耳朵。第二是预防感冒，因为上呼吸道感染的细菌能从咽鼓管进入中耳腔，从而引发中耳炎。第三是挖耳朵需小心，否则挖耳小工具可能刺破鼓膜，甚至刺伤听骨链，导致听骨链的脱位，从而影响听力。第四是防止噪声，很多人都喜欢戴着耳机听音乐，尤其在地铁、公交车甚至飞机上，但这种做法对耳朵的损伤最重。因为在嘈杂的环境下，想听清楚就需要把音量放大，从而对耳朵造成严重的损伤。所以，在噪声比较大的环境下，不要戴着耳机听音乐，如果想听，可通过外放的方式。第五是规范用药，一旦感冒，应到医院去开药，并向医生说清自己听力不好，医生用药的时候就能考虑到不用对听力有损伤的药物。特别要注意的是不能自己擅自买药服用，一定要看清药物是否会损伤听力，尽可能避免使用对耳朵有毒性的药物。另外，还有一个简单易学的小动作可保护耳朵，即闭上嘴巴，用手捏住鼻子，用力吹气。做这个动作的时候，能感觉到耳朵鼓膜动了一下，这样可以使咽鼓管保持通畅，进而保护耳朵。

保护耳朵要防脏水进入耳朵，预防感冒，挖耳朵时需小心，尽量不在嘈杂的环境下用耳机听音乐，尽量不要用会对耳朵造成损伤的药物。另外，可以时常做一个小动作保护耳朵，即闭上嘴巴，捏住鼻子，用力吹气。

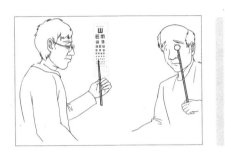

第二部分

眼

第十八章

蒙"雾"的双眼

讲解人：王宁利

首都医科大学附属北京同仁医院党委书记、副院长、眼科中心主任、主任医师、眼科中心首席专家，北京市眼科研究所所长

* 白内障的诱发因素是什么？

* 糖尿病和白内障有什么关系？

* 白内障的发生与哪些因素有关？

"老花眼"是上了年纪的代名词，很多中老年人都会出现，其实这不完全是退化导致的，还有一些眼病有类似症状，如白内障，如果您出现过看东西眼前像有一个帘子遮挡，那么很可能就是得了白内障。关于白内障还有哪些具体表现？我们又该如何应对呢？首都医科大学附属北京同仁医院党委书记、副院长、眼科中心主任、主任医师、眼科中心首席专家，北京市眼科研究所所长王宁利为您解答。

* 先天性白内障

小宋通过裂隙灯显微镜检查、激光视网膜视力检查等，发现患有先天性白内障，虹膜缺损，并伴随有眼球震颤，病情非常复杂。那么这种病是怎样找上小宋的呢？经过问诊，原来小宋的母亲齐阿姨本身也是一名先天性眼病患者。那么这种先天性的白内障会是遗传得来的吗？

白内障是老年人中最常见的眼病之一，主要是由于晶状体浑浊，影响了正常的视力。白内障的病型有多种，最常见的是老年性白内障，大多数和年龄有关系，年龄越大发病率越高。这种白内障一般 50 岁就开始出现，50 岁到 60 岁的年龄段大概有 5% 的人会得，到了 60 岁人数可能就翻倍了，70 岁以上人数就更多了。假设人的寿命是 120 岁，也许每个人都会患白内障。

专家提示

遗传性白内障是白内障的一种，它在白内障中占的比例很小，但是一旦发生，对视力的影响很大，而且如果发现得晚，一般治疗效果都不好。先天性白内障是新生儿出生时就有的白内障，它和遗传是有关系的。还有一些患者是因为母亲怀孕的时候，吃了一些药物或者得了一些疾病引起的。

* 白内障的诱发因素

人的眼球从外到内分为角膜、虹膜、晶状体、视网膜。如果用照相机做比喻，则晶状体可以比喻成照相机里的镜头，虹膜是负责调节光圈和焦距的，而视网膜就是底片。如果镜头模糊了，拍出来的东西自然就会不清楚。除了年龄因素之外，外伤也可以导致眼球晶状体的囊膜破裂，诱发外伤性白内障；一些药物也可以引起药物性白内障。

* 糖尿病和白内障

小宋的母亲齐阿姨也有先天性白内障，医生给她做了手术治疗，就在住院的时候，医生为齐阿姨测了血糖，发现她还有糖尿病。据齐阿姨自己介绍，其实她 20 年前就已经被诊断出糖尿病了，但是一直没好好控制。其实糖尿病本身也是引起白内障的因素之一，齐阿姨虽然是先天性白内障，但由于 20 年糖尿病的影响，加速了病情的恶化和发展。

专家提示

年轻人患了糖尿病后，会引起白内障非常迅速地发展。年纪大的人如果本身有白内障，再患糖尿病就会加速白内障的发展，而且治疗起来比单纯患有白内障的患者困难。其难度第一在于手术本身难度大，第二在于术后会有并发症发生。

* 白内障的症状

白内障的症状有很多：第一，视力下降。如果视力在一段时间内下降得很厉害，就需要警惕了。第二，眼球调节功能出现问题。比如上了年纪却发生近视，也是白内障早期的症状。第三，色度改变。比如突然发现自己家的彩色电视画面不够鲜亮。第四，看东西出现重影。重影就说明晶状体已经出现问题了，应该引起高度重视。第五，用手电筒照瞳孔，发现瞳孔变白，这是白内障很明显的症状。

白内障常见的表现有：视力下降，眼球调节功能出现问题，色度改变，看东西重影，瞳孔变白等，所以出现这些症状时应当引起警惕，及早到医院确诊。

* 白内障的治疗

第一，白内障如何治疗？滴眼药水管用吗？

一旦发生白内障，晶状体的蛋白就已经变性了，由于目前还没有药物能够让这种变性的蛋白再回到透明状态，所以现在主要的治疗方法还是手术。手术切口最小的为1.6毫米，把刀口做好后，将超声乳化仪的探头放到眼睛里，把病变的部分打碎抽出来，再把人工晶体植入进去，手术就完成了。

第二，一般的白内障患者做完手术之后还会复发吗？

年纪比较大的患者，做完手术以后很少有复发的，即使复发，打激光就可以解决。但是年轻人做了白内障手术以后，复发的概率要比老年人高。

第三，白内障达到什么程度需要手术？

如果患者感觉白内障已经影响工作、生活、学习，

一般白内障靠药物或滴眼药水起不到很好的作用，通常要采用手术的方式。现在最常用的是超声乳化手术，还有囊外摘除，就是将整个晶状体取出来装上人工晶体。另外，飞秒激光手术也是最先进的针对白内障的治疗手段之一。

就需要进行手术。现在我国的标准是老年性白内障视力低于 0.3 就考虑手术。

* 预防白内障　首先要遮光

白内障的发生和人们的生活习惯、生活环境是密切相关的，尤其是要注意遮光，因为在强烈的紫外线照射下，会造成人体的晶状体和视网膜损害，所以外出时最好戴墨镜。而且要补充维生素 C 和维生素 E，因为这两种维生素有抗氧化的作用，所以多摄入含此类维生素的食物，能使晶状体细胞里面的蛋白质保持正常状态。

在紫外线照射强的天气出门，应当佩戴墨镜，不要直视强光源。维生素C、维生素E、绿茶以及蓝莓，都有着很好的抗氧化作用，对视力的保护、延缓白内障以及老年性眼疾有一定帮助。除此之外，还要戒掉不良的生活习惯，如抽烟等。

第十九章

认识青光眼

讲解人：王宁利
首都医科大学附属北京同仁医院党委书记、副院长、眼科中心
主任、主任医师、眼科中心首席专家，北京市眼科研究所所长

* 什么是青光眼？
* 青光眼的成因何在？
* 颅内压和青光眼有什么关系？
* 青光眼和白内障有什么区别？

上了年纪的中老年人中大都会出现"老花眼"，看东西越来越模糊。很多人并不在乎，觉得这都是自然退化的现象。人们也常常忽略了一种可以致盲的眼病——青光眼。青光眼在全球不可逆致盲性眼病中排名第一，总人群发病率为1%，45岁以后为2%。也就是说，如果得了青光眼不及时治疗，就可能会失明。那么青光眼在发病之初有何症状？我们又该如何治疗？首都医科大学附属北京同仁医院党委书记、副院长、眼科中心主任、主任医师、眼科中心首席专家，北京市眼科研究所所长王宁利为您解答。

* 认识青光眼

青光眼是一个非常古老的疾病，在中国古代被称为绿风障，而青光眼在古希腊语也有淡蓝色、坚硬如石的意思。说明那时人们就认识到青光眼患者眼压非常高，

致使眼睛如石头一般坚硬，且由于眼压高，眼角膜发生水肿，整个黑眼珠呈雾状，发淡灰绿色，所以形象地将该病称为青光眼。

古代的人们只是认识到了急性的青光眼，即因急性的眼压增高，导致黑眼球变成类似煮熟的鱼眼，这种情况常被认定为青光眼。但是后来人们发现慢性的眼压升高也会导致视野越来越小，直至失明，但是它并不会发生眼球颜色的改变，这时人们才真正认识了青光眼。

青光眼是常见的疾病，我国有 600 多万青光眼的患者，有 10％ 的患者最终会失明。中老年人中白内障的患者很多，那么白内障和青光眼有什么区别呢？虽然白内障和青光眼都能致盲，但是白内障通过手术治疗可以恢复视力，而青光眼是不可逆的，所以青光眼更可怕。青光眼可分为两种：一种是急性的，另一种是慢性的。急性青光眼如果得不到及时的控制，可能在一两天之内视力就会完全丧失。慢性青光眼的患者如果不及时治疗，视野会逐渐缩小，直到完全失明。急性青光眼多见于 40 岁以上的女性，特别是年轻的时候曾患有轻度远视的女性，发生这种情况的可能性更高。而高度近视的人，患急性青光眼的可能性非常小。此外，要注意的是，青光眼也是有遗传倾向的。

> 青光眼有急性、慢性之分，急性眼压升高导致的青光眼会有眼球色泽的变化，而慢性眼压升高导致的青光眼则不会发生眼球颜色的变化。但是两者最终都会导致失明。

* 青光眼的成因

李女士平时喜欢看报纸杂志，但是最近她发现报纸上的字越来越模糊，难道是自己眼花了？于是她就去医院做了检查，没想到检查的结果是青光眼。接诊的医生怀疑她的青光眼是由于眼压过高引起的，就让她测了眼压。但是测试结果出乎意料，她的眼压并不高。以往的眼压高导致青光眼的理论在李女士身上完全不适用，那么她的青光眼到底是怎样得的呢？

专家提示

以往对于青光眼的认识是，由于眼压增加，压迫了眼球后方的视神经，导致视神经坏死，视野越来越小，最终失明。可是像李女士这种眼压不高的患者怎么也会是青光眼呢？曾经的一项筛查发现，青光眼患者中有83％的人眼压不高，这就说明青光眼的形成并不是单纯眼压升高导致的。那么还有什么因素能导致青光眼呢？

视神经要经过两个压力腔，即眼内和眼球后面的颅腔。颅腔里存在颅内压，而颅内压和眼压正好成了两个相互作用的力，视神经就被它们挤在中间。不管是眼压升高还是颅内压下降，都会损害视神经，导致青光眼。所以导致青光眼的凶手还有一个是颅内压的降低。

＊寻找青光眼元凶 测试颅内压

面对眼压正常的李女士，医生也建议她测试一下颅内压。可是她听说颅内压的检查项目需在神经内科做，是要抽脊髓的，于是李女士打起了退堂鼓。但是不做这个检查，就找不到诱发青光眼的真正凶手，这可怎么办呢？

专家提示

以前测量颅内压是在神经内科进行的，而且检查是有创伤的。现在为了找到导致青光眼的元凶，已经有了一种无创测试颅内压的方法，就是利用核磁断层扫描的原理，通过核磁共振成像查看人体颅内的情况，并看到视神经。视神经周围包绕了一层鞘膜，鞘膜里充满了脑脊液，脑脊液和大脑腔隙是相通的，所以这个地方腔隙

核磁共振可以无创测试颅内压。另外，测算体重指数，即体重除身高的平方，也可以简单估计颅内压的大小。体重指数越高，颅内压就越高，体重指数越低，颅内压就越低。而导致青光眼视神经损害的真凶正是颅内压和眼压之间的压差过大。

的大小和大脑内的压力是相关的，颅压越高，腔隙越大，颅压越低，腔隙越小。通过临床观察，就能推算出患者颅内压的高低了。

* 青光眼的症状

青光眼是由于颅内压和眼压的压力差过大，压迫损坏了视神经导致的，所以临床上一部分青光眼的患者会存在眼压高的情况。眼压太高会造成眼球壁扩张，牵拉神经末梢，引起疼痛，所以很多青光眼的患者会出现眼睛疼、头疼、恶心、呕吐的症状。青光眼患者还有一个症状就是虹视，即看灯光的时候会发现围着灯光有一圈彩虹。因为青光眼患者的角膜是水肿的，此时光线通过水肿角膜时，水肿角膜就会发生类似于三棱镜的作用，把光线分成赤、橙、黄、绿、青、蓝、紫七色，这时候青光眼的患者就能看到灯光周围有一圈像彩虹一样的光圈。

* 青光眼的治疗

李女士发生青光眼是她的眼压与颅内压之间的跨筛板压力梯度变化导致的。那么怎样才能改变这两个压力呢？医生除了给她开一些控制眼压的药之外，还给了她一条束带，并且告诉她这条束带就能帮助她提高自己的颅内压，防止病情进一步发展。

专家提示

青光眼的发生是颅内压下降和眼压升高导致的，所以在使用药物降眼压的同时还要想办法把颅内压升上去。在腹部捆腹带的作用就是通过增加腹压的方法来升高颅内压。此外，使用弹力裤袜、睡眠时腿部抬高也可以有效提高颅内压。生活中还要适当增加体重，锻炼腹部肌肉，以提高颅内压，平衡视神经周围的压力差，防止青光眼病情加重。

* 青光眼注意事项

第一，糖尿病患者应高度警惕青光眼。

糖尿病到了后期会导致眼底小血管的病变，小血管闭塞以后会造成局部的缺氧，导致大量新生血管的生长，新生血管可能阻塞眼内房水流出的通道，进而引起眼压升高，诱发青光眼，而且这类青光眼十分难治。所以糖尿病患者一定要警惕青光眼。

第二，注意饮水。

人体每天正常的饮水量要在 1200 毫升以上，但是一次性大量饮水可能导致眼内房水增加，升高眼压，所以每天喝水要多次少量。

第三，青光眼手术后注意事项。

青光眼手术后要避免过多食用高蛋白食物。可以吃枸杞、银杏的制剂，对视神经有一定的保护作用。

第二十章

告别一"青"二"白"

讲解人：黎晓新

北京大学人民医院眼科主任、主任医师

* 白内障有什么前期症状？
* 瞳孔发青就是青光眼吗？
* 哪些人更容易患青光眼？

视力下降为哪般？近视眼，远视眼，哪种易发青光眼？北京大学人民医院眼科主任、主任医师黎晓新，和您谈谈常见眼病的防与治。

* 白内障是最常见的眼病之一

众多的眼病里，白内障是比较常见的。白内障就像人长白头发，大多数人到了一定岁数就会得。眼球从前到后都是透明的，晶状体是具有折光作用的透镜，晶状体老化以后，就变得不透明了，导致视力下降。白内障手术叫人工晶体植入术，即通过超声乳化技术，做一个小的切口，把不透明的晶状体吸出来，然后再把人工晶体放进去，眼睛就重新变得透明了。

以前人工晶体还不是很普及的时候，手术就是单纯摘除晶状体，摘除以后要靠镜片来解决看东西的问题，而现在有了超声乳化技术和人工晶体技术。过去是在角膜缘做一个7毫米的切口，把晶状体取出来。现在变成了仅仅通过2毫米，甚至是1.5毫米的切口，用一个针

白内障是最常见的眼病之一，是晶状体老化之后由透明变成浑浊导致的，就好像是照相机的镜头脏了，从而看不清楚东西。几乎所有的人到了一定的岁数，都可能会出现白内障。

头把晶状体全吸干净，把人工晶体卷起来，放到注射器的管里，然后给患者注射进去。但是医生有做白内障手术的标准，并不是患者觉得视力下降就要做白内障手术。有一种白内障是核性的晶状体，晶状体中间位置浑浊，像这种情况医生一般在患者视力下降到 0.5 时就采取手术。

* 开角型青光眼和闭角型青光眼

青光眼中有一种闭角型青光眼，在发作的时候瞳孔开大，角膜变得水肿，这时候的晶状体有点淡淡的暗绿色，所以这种青光眼又叫作绿内障。原发性青光眼最常见的有两种，一种是开角型青光眼，另一种是闭角型青光眼，且这两种类型青光眼的临床症状是不一样的。对于开角型青光眼，各个年龄段都会得，前期判断的难度在于它没有典型症状。眼睛难受、干胀是其症状之一，但是眼镜没戴好也可发胀，戴的度数不够也可发胀，干、胀是很多眼病的共同症状。有些患者有眼睛干涩的问题，但是因为没有什么特别的症状，常常觉得可能休息一下就好，可时间长了视野就越来越小，最后走路都很费劲儿，这就是开角型青光眼。闭角型青光眼常见于老年人，它的发作比较急，一发作眼睛就又疼又红又胀，所以这样的患者一般都会去医院，比较容易发现。

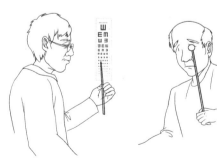

无论是开角型青光眼还是闭角型青光眼，治疗的方法首先都是要降眼压，由于此病发病原因较多，所以还要根据成因的不同而选择不同的治疗方法。远视眼是患上青光眼的高危因素，如果您有远视，同时在黄昏的时候感到眼睛难受，那么一定要去医院做排查。

* 远视眼是青光眼的高危因素

飞行员都是远视眼，远视眼年轻的时候视力特别好，是2.0，但是到了40岁的时候眼睛就开始难受，看书、看报须离得很远，而且不能持久，老花得早。戴上老花镜或远视镜眼睛能好一点，如果戴上老花镜或远视镜症状还不能改善就要警惕，因为闭角型青光眼的早期症状就是在黄昏的时候眼睛特别难受，晚上把灯光都打开了，屋子特别亮就不会感到难受。这时候一定要到医院检查，因为远视眼是青光眼的高危因素。

第二十一章

"看不见"的眼底病

讲解人：黎晓新

北京大学人民医院眼科主任、主任医师

* 视网膜脱离的首要因素是什么？

* 糖尿病视网膜病变的治疗方法有哪些？

* 老年人更容易发生黄斑变性吗？

人与外界联系的信息 90% 都是靠眼睛来获取的，因此眼睛对一个人来说是非常重要的，同时眼睛又是十分脆弱的，所以应该小心地呵护我们这扇心灵的窗户。视网膜上的黄斑是成像最敏锐的部分，"三高"和眼底病究竟有着怎样千丝万缕的联系？如果患有眼病应当怎样做才能留住可能消失的光明？我们如何远离眼病的困扰？北京大学人民医院眼科主任、主任医师黎晓新为您解答。

* 视网膜上有裂孔是视网膜脱离的首要因素

整个眼球壁最内层是视网膜，中间是脉络膜，外层最厚的是巩膜。如果把眼球比喻成一台照相机，黑眼珠表面这层膜（角膜）是照相机的镜头盖，晶状体相当于照相机的镜头，视网膜就相当于照相机的胶卷。如果角膜坏了，就相当于镜头盖坏了，但是可以通过移植角膜的方式进行治疗。如果晶状体老化了，不透明了，可以换成人工晶体。由于人类视觉的产生是靠视网膜，所以视网膜脱离的症状可能有某一个固定方向打闪，或者眼底血管破裂出血，眼前出现黑影飘动。如果早期发现眼底裂孔，可以通过激光的方法来治疗。

视网膜的脱离如果不治疗，后果就是失明。如果眼底出现一个孔，一定是玻璃体先发生问题，玻璃体有年龄性的变化，它在人们年轻时就像凝胶，非常致密透明。但是玻璃体在有病变发生以后，或者到一定岁数后就分离了。玻璃体主要有两种成分，一种叫透明质酸，另一种叫胶原纤维。到一定年龄，透明质酸就会下降，胶原纤维就变成一条条的，会形成飞蚊症。玻璃体和视网膜粘得很紧，但到一定年龄就开始分离。粘得紧的地方就容易被牵拉出孔，但不是每个人都会牵拉出孔。牵拉出小孔以后，视网膜就会和后面的组织发生分离。视网膜是高级神经，是大脑的一部分，发生分离以后最开始是看东西模糊，然后慢慢扩大为遮挡视野，到最后连光感都可以消失，所以视网膜脱离是比较严重的眼病。视网膜脱离、裂孔形成的时候一定是有症状的，即某个固定方向打闪，当裂孔正好破在一根血管上，就会发生出血，会感觉在某个方向有一股黑烟飘过来，如果出血量比较大，一下子就会看不见了。所以，出现早期症状时，要做眼底检查，及早发现，通过激光治疗就会痊愈。

＊老年人更容易发生黄斑变性

老乔58岁，两年前视力下降，看东西有黑影，还变形，起初他以为是老花眼，所以没有太在意，可是在第二年单位体检的时候，医生怀疑他患上了黄斑变性，必须到医院治疗，否则有失明的可能。

专家提示

黄斑是视觉最敏锐的地方，完成了人的中心视觉，黄斑之外完成了人的空间视觉。黄斑变性在最初是一种年龄性的变化，但这种年龄性的变化不像白内障可以换晶状体，视网膜是换不了的。老年黄斑变性发生以后，会破坏一些组织，最后导致中心的出血、渗出。

老年黄斑变性有一定的遗传因素。但是遗传因素如果和一些环境因素连在一起，患病率就会双倍或者三倍地升高，比如血压升高或者吸烟、糖尿病都是老年黄斑变性的高危致病因素。

* 糖尿病会导致视网膜病变

于先生今年 44 岁，几年前，出现了眼前模糊的症状，可是由于他工作忙碌，并没有太在意，此后几年中视力迅速下降，目前已经影响正常生活，不得不去医院治疗。经医生诊断，他患上的是糖尿病视网膜病变，由于他长年没有控制，所以病情已经非常严重了，医生告诉他，目前只能靠手术治疗。

专家提示

糖尿病是全身性病变，会损害毛细血管，而视网膜上的血管都是毛细血管，被损害后会直接影响到视功能，出现失明的情况。这种损害不是从刚患糖尿病时就会出现，而是在患病一段时间后才发生的。它的发生是先让血管壁变薄，血管壁变薄以后，血管里的血球、液体就会漏出来，到了组织中就会形成视力下降。如果这些病变没有及时发现，或者没有接受正确的治疗，小出血就会变成大出血，而大出血会把视网膜拉破，造成视网膜脱离而走向失明。

高血压会加重糖尿病的视网膜病变。高血压时间长了会导致血管的硬化，这种血管硬化使视网膜的动脉变硬，使静脉受压，致静脉的血难以回流，局部就会出血。

糖尿病通过高血糖对眼底视网膜血管进行侵害，可能造成血管的损伤，出现失明等后果，但是这种眼底的伤害往往有一个循序渐进的过程，不是突然间就出现的。因此，控制好"三高"，可以从根本上阻断糖尿病视网膜病变的发生，对于已经出现这种疾病的患者，也可以延缓它的继续发展。

所以高血压的患者在眼底发生的问题叫视网膜分支静脉阻塞，老百姓称之为眼底出血。只不过视网膜分支静脉阻塞是有一片出血，而视网膜中央静脉阻塞是四个象限都出血。不仅是高血压，低血压也会导致四个象限的出血，所以血压太低也有危险。

由于眼底没有感觉神经，所以不管是高血压、低血压，多大范围的出血患者都不会感到疼痛，但是却会感到视力下降。视力下降首先会影响黄斑，出现黄斑水肿，形成栓，使血管里的血回不去了，血球就会往外漏，液体漏到黄斑，使得整个视网膜都是漏出的液体，所以患者的视力就会下降。视网膜上会自己长出侧支循环，一旦形成侧支循环，水肿就会消退。但是在整个水肿过程中，眼科医生要用药物帮助患者减轻视力损害。

第二十二章

老年人的眼部危机

讲解人：王薇
北京大学第三医院眼科中心主任、主任医师

* 什么是白内障？
* 老年性白内障会引发青光眼吗？
* 引发白内障的因素有哪些？

　　白内障，一种在老年人中多发的眼部疾病，困扰着老年人的生活。白内障让眼睛蒙上了一层雾，也给生活带来阴影。疾病悄悄到来，我们该怎样判断它的存在？现代先进的医疗措施可否预防白内障？北京大学第三医院眼科中心主任、主任医师王薇为您排除困扰老年人眼部的威胁，揭开白内障的奥秘。

* 什么是白内障

　　很多老年人会说眼睛长了一层膜，在照镜子时可看到，实际上这不是白内障。晶状体不是真正的晶体，只不过它的样子像晶体，就像照相机里的镜头，在年轻的时候晶状体是软的，它也可以变鼓、变扁，看近和望远都是清楚的，但是年岁大了以后晶状体就慢慢变硬了，不干净了，晶状体上浑浊不清，我们就叫它为白内障。

* 老年性白内障是最常见的

　　老年性白内障是因为年龄造成的晶状体浑浊，年纪大了以后都会发生，没有例外。老年性白内障的视力下降是缓慢的、渐进的过程。因为眼睛里面没有神经也没有血管，所以没有眼睛疼的感觉。突然的视力下降一般不是白内障，至少不是老年性白内障。因为白内障不疼不痒，就是慢慢看得不清楚了，所以许多老年人不知道自己是否患有白内障。

* 老年性白内障的分类

老年性白内障分为三种主要类型：第一种为核性白内障，就是浑浊在晶状体正中间；第二种为皮质性白内障，也就是浑浊在晶状体周边；第三种为后囊下白内障，最不容易发现，但却是最影响视力的。白内障如果一直不去治疗，即使在视力最差的时候，也应该能看到自己的手在前面晃，能看到光亮，如果连手都看不见，就一定不是白内障。

* 老年性白内障会引发青光眼

白内障和青光眼密切关联，有青光眼的老年人也会得老年性白内障，这两种疾病是掺杂在一起的。皮质性白内障在临床上有五个阶段，即初发期、晶状体膨胀期、未成熟期、成熟期和过熟期，后面两个现在很少见到了。到末期的时候，晶状体就会变鼓，占据的位置也就多了，眼内的压力就会变高，像气球吹得太鼓一样，这也是青光眼发生的最简单的道理。如果在得白内障的过程中又得了青光眼，则症状会有很大的改变。白内障是视力慢慢地下降、不疼，也没有别的感觉。但是当有青光眼的时候，就会出现突发的剧烈头疼、眼睛疼以及恶心、呕吐。

老年性白内障可能会引发青光眼，会有剧烈的头疼、眼睛疼以及恶心、呕吐的症状出现。

* 白内障的手术治疗

因为白内障是随着年龄增长而发生的，我们没有办法抗拒年龄增长，所以白内障还没有有效的药物能够治疗。现在各种各样治疗白内障的药物都只是让白内障长得慢一点，但不能让它停止，也不能让已经有了的白内障逆转。最好的办法就是做手术把晶状体换掉。超声乳化手术是目前比较成熟的手术。超声乳化手术要用到两根管，首先是一根粗管，从黑眼球进入眼睛里，把晶状体打碎乳化后取出，然后把新的人工晶体折起来，通过同样人的管打进去，它自己再展开，平贴在里面，这样就保证了原来的生理状态。但是放进去的晶体比原来天然的晶状体要小一些，而且它要比天然晶状体多两条"腿"，才能固定在眼睛中。手术时间根据医生的熟练程度而不同，整个手术过程大概在十分钟以内。

人工晶体是一种抗原性很低的有机材料。晶体植入后最多有一些异物反应，但是出现此情况比较少，老年性白内障的异物反应就更少了。这些反应通过用药是可以治疗的，不会一直感到不舒服。另外，人工晶体放到眼睛里后，由于周围没有神经和血管，也就没有什么感觉。有异物感是因为贴在角膜上，角膜是非常敏感的地方，放进异物肯定是不舒服的，但是人工晶体是放在眼睛正中间的，那个地方没有感觉神经，所以没有任何感觉。因此，眼睛疼不会是因为人工晶体出现问题，而是因为眼睛本身的炎症。

白内障还没有有效的药物能够治疗，所以要通过手术来治疗白内障。

* 后发性白内障

人工晶体放在眼睛里不会排异，晶体的设计寿命是80～120年，原则上讲是不用再换了。至于再长白内障的风险，可以这样来理解：晶体像是包子，有皮有馅，把馅取出来，换人工晶体进去，留着的是包子皮，这包子皮也是超声乳化手术最常发生并发症的地带。那么为什么要留包子皮呢？不留包子皮的话，晶体放进去就会漏掉了。有30%的患者术后会有后发性白内障，但不是每个后发性白内障都会影响视力。即使影响视力也不用紧张，如果做了白内障手术以后，又发现视力慢慢下降，那就去医院找医生，让医生用激光把后囊，也就是把包子的皮打个洞，后囊打洞以后，就终身不会再长白内障了。另外，术后不要剧烈运动，要保护晶体。

* 引发白内障的因素

白内障的发生与许多因素有关。例如，紫外线对白内障是有影响的；长期吸烟容易得核性白内障；白内障跟药物也有一定关系，有些患者是因为有其他疾病，长期用激素类的药物，也都可能造成白内障的提前发生；还有一些眼药，比如有的人已经有了青光眼，长期用缩瞳的眼药水，也是可以引起白内障的。另外，1型糖尿病容易引起白内障，因为糖尿病会影响代谢，晶状体可能会比没有糖尿病的时候浑浊得更快，但这不是引起它的主要原因。

第二十三章

挽救丢失的视力

讲解人：杨柳

北京大学第一医院眼科主任、主任医师

* 白内障为何会掩盖黄斑变性？

* 如何通过简单方法自测老年黄斑变性？

这是一种与年龄有关的疾病，而且有极高的致盲性。都说眼睛是心灵的窗户，那我们该如何保护好它呢？有哪些危险因素正在侵害我们的眼睛，如何防止眼睛过早老化？北京大学第一医院眼科主任、主任医师杨柳为您解答。

* 白内障遮挡眼底　掩盖黄斑变性

已经 80 岁高龄的聂奶奶身体一直很好，看起来比同龄人年轻很多，周末还去老年合唱团唱歌。但是一年前的一天，聂奶奶突然看东西模糊，于是她马上来到医院进行检查。医生为她测试视力后发现左眼视力只有0.3，医生诊断聂奶奶患有白内障，并且很快为她安排了白内障摘除以及晶体植入手术。手术很成功，但在术后第二天摘下纱布的时候聂奶奶眼前的东西还是一片模糊。这令她感到非常困惑，难道是手术没有成功？为什么自己的视力还没有恢复？

专家提示

聂奶奶除了白内障以外，还患上了一种叫老年黄斑变

性的疾病。老年性白内障和老年黄斑变性有一个共同的
表现就是看不清楚东西。一般老年人白内障发病率很高,
很多人都比较熟悉,在检查的时候也很容易发现,但是
这个时候由于白内障遮挡了后面的眼底,检查时看不到
眼底,就查不出黄斑变性。

* 晶状体浑浊阻挡光线进入眼球

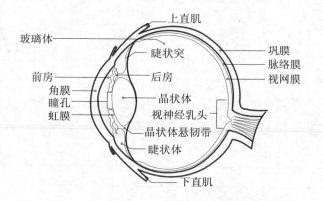

首先了解一下眼球的结构。眼球从外面往里看,依
次是角膜、瞳孔、晶状体。光线从外面透明的角膜进入
瞳孔,然后通过晶状体。晶状体是一个双凸的结构,就
是长白内障的部位,白内障就是晶状体浑浊了。后面还
有视网膜、脉络膜、巩膜。白内障挡住了眼底,所以得
了白内障会影响眼底疾病的发现。只有在做完白内障手
术,晶状体变得透明了,这个时候医生检查眼底才能检
查到眼底的疾病。

老年黄斑变性与年龄有关,又称之为年龄相关性黄
斑变性。年龄越大,发病率越高。据统计,65～75岁大
概有1/5的人有黄斑变性;75～85岁可能有1/3的人有
黄斑变性。其实有很多人有黄斑变性,但是没有症状。

黄斑变性分为干性和湿性两类：湿性的黄斑变性会长出新生血管，它对视力的危害更大一些；干性的黄斑变性没有形成血管，不容易出血，甚至早期没有症状。所以还是建议老年人，比如 50 岁以上的人群，每年都要进行散瞳检查眼底的情况。

* 中心视力下降、视物扭曲变形是老年黄斑变性的主要症状

引起眼睛看不清楚的常见疾病有老年性白内障、老年黄斑变性以及干眼症。老年黄斑变性一定伴有视力下降，尤其是湿性的黄斑变性。黄斑如果有了问题，它的主要表现就是看东西时中心看不见，但是余光看得很清楚。还有一个表现是看东西变形，看到的东西是弯弯曲曲的。如果看东西变弯了，一定要警惕黄斑变性。此外，如果两只眼睛看同一物体感到大小不一样，这时候也一定要警惕是黄斑变性。

* 简单方法自测老年黄斑变性

自测老年黄斑变性比较简单的是通过阿姆斯勒方格表。阿姆斯勒方格表上面有很多方格，像围棋盘，中间

阿姆斯勒方格表（AMSLER GRID）
一个简单的自我检查黄斑病变的方法

有一个黑点。自测时，把它放到读书的距离，差不多 30 厘米。测试时可以戴眼镜，左右眼睛交替检查。查的时候注视着小黑点，如果注视小黑点的时候，发现周围的线扭曲了、变形了，那就是黄斑出问题了。

如果看阿姆斯勒方格表出现了扭曲变形的情况，很可能是患上了老年黄斑变性，建议到医院做进一步的检查。

* 激光对治疗老年黄斑变性作用有限

眼底病要打激光治疗，用得最多的可能是糖尿病视网膜病变，这种病变的治疗需要全视网膜光凝，也就是视网膜除了视乳头等地方以外，其他地方都要打上激光。这种方法不能用于黄斑变性。还有一种特殊的激光疗法叫作光动力疗法，简称为PDT，这种特殊的激光可以用于治疗湿性的老年黄斑变性，不会形成瘢痕。但是它也有局限性，就是病变要小，要在激光的光斑范围内。另外，经过治疗之后，患者的视力很难恢复到患病前的水平。

* 老年黄斑变性患者视力无法完全恢复

眼底黄斑病变是黄斑部视网膜下有新生血管长入所致。人体内有一种刺激血管新生的物质——血管内皮细胞生长因子（VEGF），会导致黄斑部视网膜下长出新生血管。抗VEGF药物眼内注射治疗会通过特异性阻断VEGF通路，从而阻断异常新生血管的生成，使已经生成的新血管得到一定程度的消退。

过去，老年黄斑变性是没有好的治疗效果的，视力一旦下降就很难恢复，但现在通过抗VEGF药物治疗后，视力会有一定程度的恢复，但是也不可能恢复到患病前的水平。

该药物是向眼球里面注射，注射的量很小，为0.5毫克，用非常细的小针在玻璃体腔注射，一星期左右患者就会有好转的感觉。抗VEGF药物一般需一个月注射一次。老年黄斑变性患者视力无法完全恢复，只能通过抗VEGF的药物控制新生血管进一步生长，并且把已经生长的血管破坏掉，但是它作用的时间有一定的限度，过一段时间可能还需要重复注射。

* 老年黄斑变性的预防

今年60岁的李先生每年都会定期去医院体检，但是他的体检项目和一般人不一样，从 10 年前开始，他就给自己增加了一项体检项目——查眼底。每年体检结果都显示李先生眼底很健康，但是今年体检后，医生却告诉他眼底黄斑区有病变。接下来他做了一系列的眼部检查，最终确诊患上了老年黄斑变性。幸运的是，李先生发现得早，医生建议他合理饮食，补充一些必需营养素，并且进行定期复查。

专家提示

早期干性的老年黄斑变性不需要太多治疗，只需要补充一些营养素。比如含有 β 胡萝卜素、叶黄素及抗氧化素较多的食物对黄斑会有比较好的作用。深色蔬菜、水果含叶黄素等营养素较多。也可通过药片补充叶黄素等营养素。

第二十四章

让双眼不再"雾里看花"

讲解人：杨柳

北京大学第一医院眼科主任、主任医师

* 如何分辨老花眼和白内障？
* 怎样点眼药水才是正确的？
* 如何选择白内障手术的时机？

"雾里看花、水中望月"看似很美，但是如果生活里每天都这样，你是否感到担忧呢？什么原因让我们的双眼突然变得朦胧？北京大学第一医院眼科主任、主任医师杨柳为您破解眼睛变化的谜题。

* 无须等待的白内障手术

某一天，李先生像往日一样正在看报纸，结果没过一会儿他就发现字越来越模糊，他不得不放下手中的报纸，让眼睛休息一下。同时，滴了几滴眼药水，但是这种双眼像被盖上一个毛玻璃的感觉却没有消除。第二天，他的左眼开始疼痛，于是赶忙去医院就诊。

专家提示

白内障的治疗没有神奇的特效药物，最佳的方法就是手术。

李先生的眼睛疼已经不是白内障的症状，他已经合并了其他的情况。在显微镜下做白内障手术开始于 20 世纪 80 年代，那个时候要求患者一定要等白内障长成熟了再做，因为那个时候的手术技术需要把眼球打开约 1/3 的范围，把白内障浑浊的晶体核整个拿出来。所以那时候术后的反应非常大，患者恢复起来非常慢。现在很多人还认为白内障要在成熟后再做手术。其实这是不对的，如果一直等下去，就会出现案例中李先生出现的情况，即眼睛开始疼。其实这不是白内障的症状，是因为白内障长得接近成熟，晶状体随之膨胀，造成了继发性青光眼，所以这个结果非常糟糕。

* 如何分辨老花眼和白内障

无论年龄多大，如果眼睛没有毛病，视力是不应该减退的。视力的减退，多半是大家理解的 40 岁以上开始化眼了，花眼的症状是看远不受影响，但是看近处，比如读书、看报的时候就会出现模糊的情况。而白内障早期症状正好相反，早期的时候会觉得看远看不清楚，但看书看报反而比原来更清楚了。白内障的初期会造成近视力的改善，但随着白内障的发展，远视力和近视力都会逐渐下降。所以，如果眼睛没有问题是不会看不清楚东西的。

* 眼贴治疗白内障不靠谱

李先生知道自己患上白内障以后，总觉得眼睛这个精细的地方挨上一刀很危险，所以他采取了能拖就拖、能不手术就不手术的方法。他看到身边很多有白内障的朋友都在用眼贴，据说敷上之后白内障这种物质可以通过眼屎慢慢排出，从而避免挨一刀。那么，眼贴真的有这种神奇的功效吗？

专家提示

目前没有药物能治疗白内障，使晶状体重新变得透明。现在最方便、最有效的办法就是手术，而且现在手

由于医疗水平的提高，白内障手术已经不再需要等待。如果不及时摘除白内障，严重时还会导致继发性青光眼，错过最佳治疗时机。

老年人正常视力减退，是看远处景物没有变化，看近处事物会变模糊。而早期白内障与老花眼的状况正好相反，是近处看书看报反而比年轻时候更清楚，看远处却开始模糊。因此，需要正确区分老花眼和白内障。

术技术已经非常成熟，通过很简单的手术就可以让患者重见光明，所以千万不要惧怕手术。

* 不易察觉的早期白内障

医生通过散瞳诊断发现，很多白内障早期发生在周边，故而此时视力不受影响。随着它逐渐生长，晶状体的浑浊逐渐向中心进展，患者就会出现视力模糊的症状，在这时就要去医院接受治疗。由于一般人很少单独测试一只眼睛，所以有不少患者没有及时发现，甚至到了很晚才因为偶然的原因盖上了一只眼，发现另一只眼睛一点都看不到了，但是这时候知道是白内障也已经晚了。

* 白内障的手术过程

现在的白内障手术技术非常成熟，可以通过非常小的切口，利用超声乳化把浑浊的晶状体打碎吸出来。因为切口非常小，所以恢复得很快。医生通过在角膜边缘做一个很小的切口，向眼睛里注入一些保护性的黏弹剂，用一个很小的针把晶状体前的囊做一个圆形的撕开。然后伸进去一个超声乳化的通道，把晶状体一点点打碎并完全吸出来，这时候把黏弹剂打到囊带里面，然后放入一个折叠的人工晶体，等它慢慢弹开，基本上就完成了白内障的手术。

* 正确点眼药水的方法

手术后按常规会点一段时间的眼药水，主要目的是控制手术造成的炎症，同时也要防止继发感染。点眼药水一定要注意规范，首先要将手洗净。正常情况下将头稍微仰起，眼睛往上看，再用手指扒开下眼睑，眼药水

早期白内障的症状很隐匿，很容易被忽视，而到了后期才会出现视力模糊等现象。

点眼药水学问大，最忌讳的就是眼药瓶口接触到眼睛，这会导致眼药水被污染。另外，点完眼药水要压迫泪囊，让眼药水在眼睛里停留。

应点到睫毛囊里，点完了可以闭上眼稍微恢复一下，然后压迫泪囊，可以让眼药水在眼睛里停留的时间更长，注意不要让眼药水顺着泪囊流到鼻子里。

* 紫外线加速白内障的发展

目前没有眼药水能根治白内障，也没有特别好的办法来预防，平时可以补充一些含抗氧化素比较多的食物，会有一些辅助的作用。另外，避免紫外线是一个比较有用的措施。比如在高原地区，白内障的发生比较早，而且发展得比较快，主要是因为高原上的紫外线非常强烈。

紫外线会加速白内障发展，所以戴上太阳镜，多吃富含维生素 C 和维生素 E 的抗氧化食物，如西红柿、菠菜、草莓、橘子等，可以有效地预防白内障的发生。

* 人工晶体植入术后的保养

白内障手术后原则上没有什么需要注意的事项，唯一的就是医生做手术的时候会嘱咐患者术后一个星期或一个月要回医院复查。一个月的时候还需要到医院配眼镜。以前的人工晶体不能同时满足既看近又看远，所以患者术后一定要配一个合适的眼镜。现在有非常好的人工晶体，由多焦的类似于双光的镜片制成，看远看近一个镜子就能解决。

第二十五章

不可不防的视力 "小偷"

讲解人：杨柳

北京大学第一医院眼科主任、主任医师

* 什么因素会诱发青光眼？
* 青光眼的杀伤力有多大？
* 青光眼患者经过治疗后为何依然离不开医院？

生气时的偏头疼，罪魁祸首竟然是青光眼。得不到及时治疗的青光眼，将造成无穷后患。北京大学第一医院眼科主任、主任医师杨柳全面解析青光眼，告诉您如何第一时间捕获青光眼的讯息。

* 生气诱发青光眼

74 岁的王女士自从退休之后，养成了每天都出门散步的好习惯，身体也比同龄人好很多。2008 年的一天，她和家里人生了一点儿气，就一个人出去散步了，回家之后，她偶然间发现，平日里明晃晃的灯光竟然有了特殊的光环，她赶忙把左眼捂上，用右眼再看了一下灯光，发现还有这种现象，换到捂上右眼，用左眼看的时候，灯光的光环竟然不在了，到底问题出在哪里呢？

专家提示

王女士看到的特殊光环在医学上的术语是虹视。其实它真的就像看到彩虹一样，有红、橙、黄、绿的颜色，那么为什么能看到彩虹呢？自然界的彩虹肯定是有雾气的时候才能看到。眼睛出现虹视也是同样的道理，说明角膜里面水分很多，也就是角膜水肿。因为眼睛里的压力太大，水的代谢平衡打破了，水被压进了透明的角膜里，看灯的时候就相当于通过水来看，自然就会出现虹视。房水是先通过晶状体和虹膜之间的后房和瞳孔进入到前房，再经过前房角引流到全身的静脉。如果分泌的房水太多，或者引流走房水的功能太差，平衡就会被打破，眼压就会高，这种情况下就要考虑患者是不是患上了青光眼。

* 青光眼的杀伤力有多大

青光眼的发病位置位于角膜之后、虹膜和瞳孔之前的空隙，后房是在虹膜、瞳孔之后，晶状体之前，前后房充满了透明的液体，称为房水。房水在前房、后房内不断地循环流动，不断地生成排出，使眼压维持在稳定的水平。眼球内是一个封闭的结构，如果房角堵塞，房水排出受阻，则眼压升高，致神经损害。青光眼一旦失明，将不能逆转这个结果。所以要尽早发现青光眼，以阻止它进一步发展。青光眼如果不治疗，不阻止它进一步发展，必然的结果就是视野越来越小，视力越来越差，最终导致失明。

青光眼会让眼睛的视野变窄直到最后双目失明，这种状况如果没有得到及时阻止，将无法逆转失明的后果，所以早期发现非常重要。

* 青光眼会导致偏头疼

回家以后，王女士的右侧头开始疼了起来，她以为像过去一样，疼一下就好了，于是赶快上床睡觉。可是到了半夜疼痛不仅没有缓解，反而更严重了，她的头痛得无法忍受，于是她赶快拨打电话，叫来了急救车。

持续的高眼压会导致眼球和视神经缺血坏死，使眼睛发生不可逆的损害。因此，在剧烈头痛并伴有视物模糊时要想到青光眼的可能，及时到眼科治疗，千万不可掉以轻心。

患了闭角型青光眼的人，由于有强烈的症状，所以很容易发现。但是一旦患上了开角型青光眼很难早期发现，因此建议 40 岁以上人群最好坚持每年定期进行眼科检查。

专家提示

王女士的情况是急性闭角型青光眼，典型的症状就是头疼、眼睛疼、看东西不清楚，这是出现在它急性发作的时候。这种情况经常会有误诊，因为很少有患者注意到问题是来自于眼睛，头疼严重时很多患者就去急诊或者神经内科进行检查治疗，甚至于输液。有的患者由于恶心、呕吐的情况去了消化科。眼压特别高的时候会造成眼睛疼和头疼，一般是单侧的。

* 青光眼的类型

青光眼有三种类型，即原发性、继发性、先天性，而原发性又进一步分成闭角型、开角型两大类。闭角型还有急性闭角型和慢性闭角型之分。开角型青光眼患者完全没有症状，自己一点感觉都没有，等到患者因为视野变得很小了才发现就为时已晚。所以每个人尤其是 40 岁以上人群，每年都要到眼科进行体检。

* 中老年女性是青光眼的高发人群

青光眼是全球排名第二位的致盲因素，也是第一位不可逆的致盲因素。第一位的致盲因素是白内障，但是白内障是可逆的，所以青光眼更严重一些。青光眼引起的双目失明占所有盲人总数的一半。随着年龄的增加，尤其是 65 岁以后，青光眼发病率可以达到 4%～7%。急性闭角型青光眼在中老年女性中的发病率比较高，一个原因在于遗传因素，而本身解剖异常是最主要的原因。中老年人随着年龄增加晶状体会因吸收水分而变厚。这种情况下会加重房水循环的阻力，导致急性闭角型青光眼的发作。眼睛里的结构比较拥挤，随着年龄的增加晶状体密度增大，体积变大，所以更拥挤了，从而阻碍房水的正常循环，而且在傍晚和生气、情绪激动时更容易发生。

* 青光眼的自测

（1）40 岁以上。

（2）经常眼睛痛。

（3）经常有偏头疼或者全头痛。

（4）单眼或者双眼的受累。

（5）有虹视现象。

（6）有雾视症。

（7）眼睛胀疼。

（8）视力下降。

（9）视野缺损。

（10）有畏光的现象。

（11）经常流泪。

（12）恶心、呕吐。

（13）以上症状经常有，或者一过性的发生，反复发作。

（14）在暗室停留时间过长。

（15）长时间阅读。

（16）过度疲劳。

（17）情绪易激动。

（18）有家族史。

（19）局部或者全身应用抗胆碱药物。

（20）有远视。

以上题目采取计分的方式，"是"计 2 分、"不一定"计 1 分、"否"计 0 分。0 ～ 10 分比较安全，可能目前

中老年女性易患青光眼，除了晶状体密度增大、体积变大而阻碍房水正常循环之外，情绪易激动也是诱发青光眼的一个不可忽视的因素。

没有青光眼的迹象；10～20分就要警惕，有患青光眼的
危险；20～40分比较危险，可以怀疑有青光眼。

* 每年定期眼科检查　早期发现青光眼

确诊青光眼的几个最基本的检查，首先是视力、眼压、
房角、眼底和视野的检查，还有很多其他仪器的辅助检查。
测量眼压是通过眼压计去测量眼球的压力。查前房角的
宽窄会在眼睛上安个小镜子。眼底检查主要是查视神经，
正常的眼底中间有一个圆形的地方，叫作视盘，青光眼
就是检查视盘是否正常。视盘最中心有一个颜色很浅的
地方，叫视杯，外面大的环叫视盘，就像把杯子放在盘
子上托着。医学上有个术语叫杯盘比，就是杯子和盘子
的比值，如果超过0.6，一定要做青光眼的检查。

建议每年进行一次正常的眼科检查，让医生检查一
下眼底。如果是青光眼的症状，一定要用仪器设备帮助
分析有没有视神经损害，如果很正常，就可以不用做治疗。
视力、眼压、眼底还有裂隙灯的检查是主要的。其他的
像房角、视野等检查，如果不怀疑青光眼，就不用去做，
只进行很简单的常规检查就可以。

* 引流减压是治疗青光眼的根本方法

青光眼的治疗不能把青光眼完全逆转，但是可以阻
止它进一步发展。治疗也有不同的方法，包括药物、激
光和手术，这三种治疗方法的目的一是减少房水的生成，
二是让房水引流更通畅。

* 好心情降低青光眼的复发

青光眼做了激光治疗并不是一劳永逸的，还应有定期的随诊。有些人的进光孔，由于其他的原因，还有可能再长上，所以只要是患了青光眼，第一个概念就是离不开医院，一定要定期随诊。即使进光孔没长上，也有可能因房角的功能变差，以后眼压继续升高，视神经还有可能受损害，所以青光眼患者一定要定期监测。青光眼的发生主要由于解剖因素，预防只是减少它的诱因，如不要经常生气、较真，尽量减少在暗处看书或者在暗处待得时间太长，从而减少诱发青光眼的可能。

第二十六章

糖尿病患者的眼保护

讲解人：杨柳

北京大学第一医院眼科主任、主任医师

* 糖尿病为何会导致视网膜病变？
* 糖尿病视网膜病变的症状有哪些？

血糖居高不下，为何会对眼睛产生影响？糖尿病患者又该如何保护自己的双眼？北京大学第一医院眼科主任、主任医师杨柳，为糖尿病患者不再明亮的双眼出谋划策。

* 糖尿病会导致视网膜病变

王先生 20 多年前发现自己患上了糖尿病，前十多年控制得不理想。所幸的是近几年血糖稳定下来了，但是视力受到了很大的影响，从退休后看书读报只需要普通的放大镜来帮助阅读，到最后不得不需要一个七倍的放大镜。这个七倍的放大镜是什么概念呢？

专家提示

糖尿病视网膜病变发生概率非常高。在病程大于 15 年的患者中，80％使用胰岛素的 2 型糖尿病患者和55％没有使用胰岛素的 2 型糖尿病患者都有视网膜的病变。现在糖尿病视网膜病变已经成为西方国家四大主要的致盲眼病之一。随着糖尿病病情发展，发病率逐年增加。糖尿病病程在 5 年以下的患者，有眼底视网膜改变的为 38% ~ 39%；病程在 5 ~ 10 年的，发病率在 50% ~ 56%；而病程在 10 年以上的，发病率增加到了 69% ~ 90%，可见糖尿病视网膜病变的发病率非常高。但是糖尿病患者对视网膜病变的认识程度非常有限，还有很多人不知道糖尿病会造成视网膜的损害。

* 眼底血管是如何被损害的

由于糖尿病会造成全身血管的损害，而视网膜有很多血管，所以视网膜的血管也会有损害。它的损害主要是造成了供血的不足、血管的闭塞，闭塞以后视网膜缺血，在缺血的情况下引起眼底微血管瘤、出血、水肿、渗出、新生血管等。而这些新生血管不健康，非常容易破裂出血。这就是糖尿病视网膜病变容易引起眼底出血的原因。

* 糖尿病视网膜病变的症状

如果糖尿病患者出现眼前有黑影、有大块物体飘动等现象就提示眼底出血了。在出血之前还会有其他症状，如视力下降或者看东西变形等。所有的眼睛功能异常都应该警惕，要到医院及时检查。开始患者可能没有症状，直到有了出血才能感觉到。因此，只有到眼科经过散瞳检查，才会知道有没有病变。

* 糖尿病视网膜病变有不同分期

糖尿病视网膜病变分为不同的阶段，根据国际分期主要分成两期：第一期是非增殖期视网膜病变，这个时期的患者可能没有什么症状；第二期是增殖期视网膜病变，这个时期会增殖很多的新生血管，甚至出血、积化，

糖尿病会造成眼底血管闭塞，从而导致视网膜缺血。在缺血的情况下，会引起眼底多种病变，常见的就是诱发新生血管，而脆弱的新生血管非常容易破裂，从而造成眼底出血。

眼底病变是一个漫长的渐变过程，从没有察觉到有黑影飘动，最后才会有出血，所以需要引起糖尿病患者的警惕。

最后导致视网膜的脱离。以前比较通用的糖尿病视网膜病变分六期。第一期眼底出现微血管瘤，血管瘤是红色的，所以是红病变。第二期是出现了硬的渗出，渗出物是黄色的，所以这期叫黄病变。第三期出现了软性的渗出，表现是白色的。所以前三期就是"红、黄、白"病变。到第四期时则会出现新生血管，甚至玻璃体出血。第五期就开始出现积化的条索。第六期视网膜脱离，最终失明。

* 定期体检　可避免手术

糖尿病视网膜病变尽量不要到手术期才发现，只要有糖尿病就一定要定期到眼科进行散瞳检查，一般隔半年到一年做一次散瞳检查。如果已经发现有糖尿病视网膜病变，则3～6个月检查一次，在第三期到第四期的时候可以采取激光治疗。激光治疗就是做全视网膜的光凝，破坏掉长新生血管的地方，阻止它进一步产生新生血管和大量出血以及发生视网膜脱离。所以定期的体检非常重要。

* 激光治疗后要随诊

激光治疗像丢车保帅，其实是破坏性的治疗，它是把周围不重要的地方，如缺血、缺氧的地方封闭掉，就是为了最主要的视网膜能够不发生新生血管的大出血。如果完成了激光的治疗，一定要随诊，因为随着糖尿病的发展，视网膜病变有可能出现新的出血和新生血管，必要的时候还要进行激光治疗。如果出血已经到了玻璃体里，基本上就不采用激光治疗了，至少有出血的部位是不能打激光的。医生在能打激光的时候先打激光，尽量避免做手术。如果已经没有机会打激光了，如出血很多，

糖尿病导致的眼底变化，患者自己很难发现，所以只有通过定期的散瞳检查才能发现。

激光手术治疗之后，还是要继续随诊的，因为激光只是亡羊补牢的下策，治标不治本。一旦激光也无法抑制出血时，就需要做手术治疗。

血吸收不了，这种时候才要做手术，两者指征不同。

* 术前术后注意事项

因为视网膜病变的患者大多数都有糖尿病、高血压、冠心病等疾病。需要把这些疾病控制在比较稳定的状态才可以做手术，术后照样还要控制这些原发病。如果这些病没有控制好，视网膜病变很有可能进展得比较快。术后注意事项有：第一，继续控制糖尿病，将血糖降到正常或者接近正常的范围。第二，积极控制全身疾病，如高血压、冠心病。第三，只要有糖尿病，一定要做全面的眼科检查，做完手术也要定期做散瞳检查。不仅患病要及时就医，当发现一些患病的隐患时，也要及时采取措施。

糖尿病容易引发各种并发症，尤其是糖尿病视网膜病变，所以需要严格监测血糖，养成定期给眼睛做检查的好习惯。

第二十七章

警惕"白色"陷阱

讲解人：朱思泉
首都医科大学附属北京同仁医院眼科主任医师

* 什么是急性闭角型青光眼？
* 白内障手术能否同时解决青光眼？
* 加速白内障的重要原因有哪些？

看似平常的症状却可能让人失去光明。追根溯源，寻找"黑暗"背后"白色"陷阱，是什么夺走了眼中的色彩？我们又该如何及早发现危险来袭？首都医科大学附属北京同仁医院眼科主任医师朱思泉为您解答。

* 眼压急剧升高易引发青光眼

2012年5月28日，等了整整一个星期的李女士一大早就接到了医院打来的住院电话，挂掉电话后，她立刻收拾好东西准备到医院接受白内障治疗。可是让李女士没有想到的是，就在准备办理住院手续时，却由于自己的眼睛过于红肿被住院部的医生怀疑得了红眼病，为了避免传染给其他患者，李女士被挡在了门外。心有不甘的她立刻找到自己的主治医生做检查，确定自己是否得了红眼病。当医生将检查结果告诉李女士时，她的心彻底跌到了谷底。原来，由于治疗不及时，李女士的眼病已经演变成了急性闭角型青光眼。

专家提示

白内障是众所周知的与年龄相关的疾病，那么为什么会引发青光眼呢？这是因为眼球大小是固定的，最重要的一部分是前面的角膜，前房里面有房水，晶状体不停地肿胀就把虹膜往前顶，而致闭塞，导致房水循环不畅，这往往会引起眼压急剧升高，从而诱发青光眼急性发作。晶状体是靠韧带固定的，如果过于肿胀这些韧带就会松掉或者断掉，原来晶状体所在的位置往前面可以把角膜碰伤，再往前可以造成虹膜炎，往后面可以造成视网膜的脱离和炎症。

＊ 角膜内皮细胞数低于 800 个／平方毫米　手术成功率低

听到自己的白内障变成了青光眼，这让李女士心里开始着急起来。过去经常听别人说得了青光眼就等于得了绝症，就算再治白内障也没用，可是性格倔强的李女士认为就算有一丝希望也不能放弃，因此她决定接受医生的建议，采用超声乳化白内障摘除术来治疗自己的白内障。经过心电图、超声等术前检查，医生发现李女士的实际情况要比想象中复杂得多，她的角膜内皮细胞数仅仅为 400 个／平方毫米，远远低于 3000 个／平方毫米的正常值，就算进行了摘除术，成功率也仅有 50％。听到自己只有一半的成功概率，这让李女士再次陷入了苦恼。

专家提示

角膜最前面是黑眼珠，黑眼珠保持透明才能看见东西。青光眼损伤到角膜，发病的时候角膜会水肿，里面存积很多水，就像玻璃上有很多水一样，会感觉眼前有雾，而且还疼痛。角膜从组织上分为五层，最内层就是内皮细胞，靠它才能维持水的代谢，保持角膜的透明。正常人角膜的内皮细胞数基本上为 3000 个 / 平方毫米以上，从目前看，没有在 400 个 / 平方毫米左右做手术的，一般要求 800 个 / 平方毫米以上才能进行手术。

* 白内障手术的同时可以解决青光眼

眼睛的房角比较窄，因为白内障肿胀把它堵住了。青光眼的发生就跟水管循环水一样，房角有小网，就像水龙头上有很多小眼，水从小眼里出去，再往后就是大的水管，所以把水龙头上这些小眼清洗干净，青光眼的问题就同时可以解决。如果患者没有青光眼，还可以解决其他几个问题，如近视、老花、散光。

* 按时点眼药水、不低头　有助于白内障术后恢复

术后护理最主要的是点消炎的眼药水，因为手术以后毕竟有瘢痕，虽然很小，但有的人还是会有异物的感觉，这时要滴防异物感的药水。一般情况下患者做完手术以后，三天左右基本上可以正常上班。但术后不能低头、不能拿重东西，因为突然改变体位，此时瞳孔比较大，人工晶体不稳定，就会很容易出现移位现象。

* 无痛性视力下降、视线清晰度成局限性是白内障的表现

白内障的表现形式很多，最常见的就是无痛性的视力下降，没有疼痛，但是视力先由 1.5、1.0，慢慢降到

0.5、0.4、0.3。还有就是对比敏感度的下降，对比敏感度就相当于照相机的像素由1000万像素慢慢变成500万像素，再慢慢变成100万像素，如果此时检查视力并未下降，这种白内障叫缝性白内障。

* 加速白内障发展的重要原因

激素、紫外线、微波、外伤都是加速白内障发展的重要因素。白内障还有遗传倾向，比如有家族史，家里人四五十岁、五六十岁得白内障，就可能有遗传倾向。先天性白内障是生下来就有了，有1/3是遗传的，有1/3可能是母亲孕期感冒吃了药，对孩子的晶状体造成损伤所致。

* 远眺运目有助于老年人眼健康

经常看远，眼睛的肌肉就会处于放松的状态，眼睛的供血就会好一些，同时晶状体也会好一些，这对眼睛健康有一定的作用。不停地调整远近看东西，可以让肌肉不停地处于活动状态，尤其是老年人的血管硬化，肌肉也容易硬化，所以多活动眼睛的肌肉，对眼睛的健康是非常好的。

不停地调整远近看东西，让肌肉处于活动的状态，可防止老年人血管及肌肉硬化。

* 择食养目有助于老年人眼健康

维生素A、维生素C、维生素E都对预防白内障有作用，且对眼部的视网膜等也有保健作用。另外，热浴或者用热毛巾敷眼睛，可以使周围的血管扩张，这些血管打通以后，微循环就更畅通。

第二十八章

"老眼昏花"莫大意

讲解人：朱思泉

首都医科大学附属北京同仁医院眼科主任医师

* 视力分为哪几种？
* 治疗白内障最好的方法是什么？
* 引发白内障的原因有哪些？

您是否读报读书的速度越来越慢了？您是否在亮处无法看清事物，却在暗处看得十分清晰？首都医科大学附属北京同仁医院眼科主任医师朱思泉，为您拨开眼前的层层迷雾。

* 视力分为远视力、中视力和近视力

曹先生是一位离休干部，准备买车的他去医院检查视力发现眼前一片模糊。曹先生认为自己年龄大了，又有多年的近视，眼睛并没有什么大问题，可能只是自然的衰老。然而，不久之后，他的视力就出现了明显的下降。医生为曹先生做了眼部检查，发现他戴近视眼镜的矫正视力也只有0.4，医生怀疑他患有一种在老年人中具有高发病率的眼科疾病。那么曹先生患的究竟是一种怎样的疾病呢？

专家提示

曹先生得的是老年性白内障。通过把眼睛放大10倍，能看到晶状体是透明还是不透明的，如果出现问题，视

力就会下降。一般到医院查视力，最多是查远视力和近视力这两项。老百姓一般不知道视觉功能，只知道视力。人的视力有远视力、中视力和近视力之分。中视力经常用的是在商场隔着玻璃去看商标，有一定距离，这就是中视力。看风景或者看电视的时候是远视力，看书报则是近视力。这三种视力其中一项受到影响都会给生活造成不便。还有一种周边视力，就是指看的范围，比如一个人的视力是1.5，但是范围缩小了也有问题。还有一个就是视觉的收缩功能，比如坐着很多人，其中有一个人是熟人，如果视觉收缩功能是好的，一眼就能看出来。

如果您看东西不清楚了，远处走来的人也辨认不清楚，很可能是白内障惹的祸。

* 手术是治疗白内障最好的方法

由于曹先生患有高血压，医生在手术前邀请高血压科的医生前来会诊，并为患者进行了详细的身体检查。根据检查报告，两个科室的医生认为曹先生可以进行白内障摘除术。曹先生怀着忐忑的心情走进了手术室，没想到只用了十分钟，手术就顺利结束了。

专家提示

白内障手术非常简单。在正常情况下，白内障手术大概两三分钟就完成了，而且不出血、不感染，所以患者基本上没有太痛的感觉。

* 引发白内障的六大原因

引发白内障有六大原因。第一是年龄，老年性白内障跟长白头发是一样的，只要到一定的年龄就会有，不同的年龄段会有不同的表现。第二是紫外线，紫外线会加速白内障的发展。第三是高度近视，此类患者患白内障的时间会提前。第四是疾病，一些疾病也会导致白内障加速发展，如糖尿病。第五是家族遗传史，如家族里基本都是五六十岁患白内障。第六是经常用手机，手机的电磁波是加速白内障发展的一个因素。

* 预防白内障　对症下处方

在阳光强的地方、大雪里要佩戴墨镜保护眼睛。如果有糖尿病，一定要把血糖控制好，如果血糖高，有脱水现象，会造成晶状体的脱水，晶状体脱水就容易浑浊，所以得了糖尿病要注意生活规律，保持心情舒畅，这都跟眼部的营养有关系。电视、电脑主要跟电磁辐射关系比较大，所以应加上一个防辐射的屏幕，这些都有预防的作用。

预防白内障的方法有：出门戴墨镜、控制糖尿病、生活规律、心情舒畅、远离辐射。

第二十九章

告别朦胧的世界

讲解人：徐亮
首都医科大学附属北京同仁医院眼科研究所主任医师

* 青少年近视是如何形成的？
* 眼药水能缓解近视吗？
* 近视眼带来的危害有哪些？

青少年近视率逐年上升令人担忧。寻找近视原因，怎样才能预防它的发生？近视会带来哪些意想不到的后果，我们又该如何应对？首都医科大学附属北京同仁医院眼科研究所主任医师徐亮告诉你怎样让孩子们告别朦胧的世界。

* 青少年近视的形成

人的眼睛小的时候是短的，慢慢才长长，近视眼实际上是眼睛过度地长长了，长得过长就跟人长得过胖一样。如果人经常看远，光线是平行的，光轴就投得比较近，所以眼睛长到正常的位置就不长了；如果经常看近，光轴就要投得远，眼睛为了适应光轴投得远就不断地往里长，这是引起近视的重要原因。

* 近视眼带来的危害

中国少年儿童的近视率高达60％，不仅近视患病率高了，而且发生得早了，过去近视大多发生在中学生中，现在近视发生在小学生中的也很多。如果在小学时眼睛就长得过度长了，以后就是高度近视。高度近视危害很大，在亚洲流行病学调查中，北京、中国台湾、新加坡致盲眼病排在第二位的就是高度近视，并且高度近视是无法治疗的。

* 预防近视要从小抓起

人的眼睛从小到 18 岁都在不断地长，成长期越长，它长得就越长，越长度数就越高，初中的时候已经到了生长的末期了。因此，防治近视眼应该是从小抓起，但是学前教育增加了孩子的近视患病率。

* 如何正确配戴眼镜

配眼镜要注意，配近视眼镜不能全矫正，配戴的眼镜度数要稍微偏低，且如果度数不高可以不戴。形成近视有两个原因，一个原因就是全角光正好投入的地方远一点，眼睛又跟着长长了，会形成近视。还有一个原因是看东西不清楚，没有聚焦，眼睛也容易长长。如果度数低可以不戴，如果度数高了，一定要戴，但是戴也不要全矫正，所以一定要到正规的医院或者品牌眼镜店去配。

配戴眼镜不能把视力全矫正，配眼镜一定要到正规的医院或者品牌眼镜店去验配。

* 怎样区别真性近视和假性近视

假性近视就是长期视近物，调节紧张造成的近视。区别真性近视和假性近视很简单，到医院把调节的肌肉麻痹了，通过散瞳、验光就能看出是真性近视还是假性近视。近视眼手术也只是治标而不治本，不能认为现在有激光、有高科技能治近视眼了，就不把近视眼防治当一回事了，激光只能解决轻度和中度近视的问题，不能解决高度近视的问题。

近视没有根除的方法，只有找到造成近视的原因，从源头上预防才能解决问题。

* 近视的原因

高中生小刘从小学开始就配戴眼镜。因为学习任务紧，平时很少有休息的时间，每天都是在写作业、看书。周末可以放松一点，但他也很少出去玩，而是在电脑前和游戏作战。慢慢地小刘发现自己的近视度数越来越深了。

专家提示

小刘是典型的不良用眼习惯。长时间面对电脑，可能造成近视。用电脑学习没有问题，但是最怕玩游戏。在玩游戏的时候，由于游戏的吸引力很大，眼睛疲劳的时候自己都感觉不到，所以玩游戏是引起近视很重要的危险因素。

* 眼药水能缓解近视吗

自从小刘发现自己的眼睛变得干涩，近视度数加深后，他就开始特别注意保护自己的眼睛。他听说滴眼药水可以缓解近视，于是只要感觉到不舒服，就马上滴两滴眼药水来缓解一下。那么小刘的做法正确吗？

专家提示

眼药水不可乱用。眼睛最好能不用药就不用药。如果要用眼药水应该在医生的指导下使用。

* 预防近视、保护眼睛

一般每天的户外活动达到 3 个小时就可以很好地预防近视。这 3 个小时不是一次性活动 3 个小时，可以合理分配。眼保健操能缓解眼部疲劳，课间休息的时间做眼保健操对下一堂课是有作用的。另外，青少年要多吃水果和蔬菜，对眼睛有好处。

如果要想及早遏制孩子的近视，最好保证每天有 3 个小时的户外活动。另外，做眼保健操对眼睛的疲劳有缓解作用，并且要多吃水果和蔬菜。

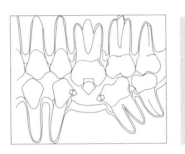

第三部分

口腔

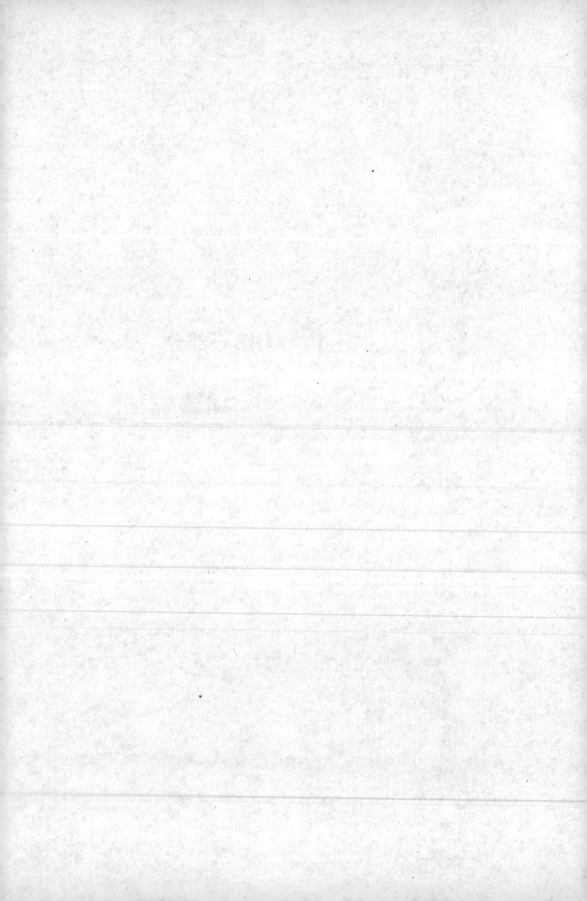

第三十章

牙疼背后四元凶

讲解人：张伟

北京大学口腔医院副院长、口腔颌面外科主任医师

* 最剧烈的牙疼是什么？

* 牙髓炎进一步发展会引发什么问题？

* 牙周病的表现有哪些？

据统计，在我国大约有90％的成年人都曾经被牙疼困扰过。那么在牙疼这种非常常见的症状背后，会有哪些疾病呢？如果感到牙疼，到口腔医院去看病的话，应该到哪个科室去检查、治疗呢？北京大学口腔医院副院长、口腔颌面外科主任医师张伟为您讲解。

* 牙髓炎的误区

28岁的王女士，最近经常出现牙疼的情况，吃冷的或热的食物疼痛就会加重，有时在夜里睡觉会被疼醒，但她却分不清到底是哪颗牙在疼，那么这是怎么一回事呢？

专家提示

目前牙疼在口腔科里是排在第一位的主诉症状，它的原因有很多。像患者王女士的情况是属于牙髓炎。主要原因是由于龋齿或者是俗话说的"虫牙"没有及时治疗而引起的症状。平常老百姓说的"牙疼不算病，疼起来要人命"指的就是牙髓炎。在口腔科的牙疼里，牙髓炎引起的疼痛

经常出现位置不固定的自发性牙疼，进食冷热食物后疼痛更加剧烈，且经常夜间发作，要高度警惕是牙髓炎。应及时到牙体牙髓科进行治疗。冠心病也可能出现放射疼，注意排除，以免延误救治。

通常是最剧烈的，影响也是最严重的，特别是影响睡眠。牙髓炎最主要的表现是有特点的疼痛，它的疼痛是自发性的疼痛，可能由于冷热刺激导致疼痛加重，疼痛经常发生在夜间。牙髓炎的疼痛是一种放射状的疼，通常定位不是很准确，患者主诉半张脸都疼，也可能说向耳颞部放射，即向太阳穴方向放射性的疼。

与牙髓炎的疼痛类似，冠心病也可能出现放射性疼痛，但如果是牙髓炎，在嘴里可以找到坏的牙齿。对于老年人，特别是有心血管疾病的老年人，当出现牙疼症状的时候要考虑有没有可能是心肌梗死所致。如果伴随有憋气或者其他的不舒服时要警惕，不能掉以轻心。不妨先排除一下有没有心肌梗死，然后再到口腔科进行治疗。

* 牙髓炎的治疗

很多患者经常半夜因为牙疼被疼醒，此时去医院十分不便。牙疼后，首先要及时去医院就诊，大医院是有24小时口腔急诊的。如果不便出门，特别是在冬天，可以备六神丸，六神丸里有一种成分是蟾酥，蟾酥有麻醉的作用，把六神丸放在虫牙附近含服，可以缓解疼痛。牙髓炎不主张使用消炎药，而止疼药在发生牙髓炎时可以选择服用，可以起到缓解疼痛的作用，但不能解决根本问题，因为根本问题是由于牙髓发炎，牙髓组织水肿，从而压迫神经导致的。应急的处理，应该是牙髓开放，如果能够及时到医院就诊，牙髓炎的治疗是非常有效的，可以立竿见影。治疗方法是：先进行局部麻醉，把牙髓打开，也就是在牙上磨一个洞，释放牙髓腔里的压力，进而减轻神经末梢的压迫，达到减轻疼痛的效果。

牙髓炎是由于牙髓发炎后牙髓组织水肿，进而压迫神经所致。单纯服用消炎止痛药无法解决根本问题，应及时到牙体牙髓科治疗。

* 根尖周炎的症状

小李最近遇到了一件烦心事，因为她总感觉吃饭的时候，咀嚼食物时牙就会疼得特别厉害，而且不敢咬合。甚至有时候自己什么都没做，牙齿也会疼得很厉害，对着镜子看看，发现牙龈部发肿，那么小李究竟是怎么了呢？

专家提示

如果患了牙髓炎，不进行完整的治疗就可能会发展成为根尖周炎。当有龋齿的时候，首先会引起牙髓炎。牙髓上面有个洞，刺激能引起牙髓发炎。牙髓包括神经、血管和结缔组织，还有其他的细胞成分。如果牙髓发炎没有得到控制，感染就会继续向下蔓延，当蔓延到牙根后，就会引起在牙根、牙尖周围的组织发炎，称为根尖周炎。

根尖周炎是牙髓炎的继续发展，感染蔓延到牙齿的根部，症状表现可能比牙髓炎要重。根尖周炎发生时也会引起剧烈的疼痛，它也是自发性疼痛，但疼痛的定位比较清楚，患者通常能够说清楚是哪个位置疼痛。根尖周炎会出现咬合疼的症状，牙齿一触碰就疼痛。根尖周炎发生时，牙齿局部、脸或者牙床都会肿起来。根尖周炎发生有个阶段，当它形成化脓时称之为急性牙槽脓肿，疼痛是非常剧烈的，而且伴有发烧、白细胞增高等症状。根尖周炎的全身反应要比牙髓炎严重。

* 根尖周炎的治疗

牙髓炎和根尖周炎经过诊断后，最终的治疗手段是根管治疗，把髓腔里面的牙髓清理出来，留下的空腔称为牙髓腔。牙髓腔的根管原来很细，形状是弯曲的，要根尖周炎是由于牙髓炎不及时治疗所导致的。如出现固定位置的自发性牙疼，并且吃东西时牙齿咬合出现疼痛，要警惕是根尖周炎，并及时到医院的牙体牙髓科进行根管治疗。

把它扩大，同时要把根管壁上的感染组织清除掉，然后做根管的消毒，再在髓腔里填充药物，因此也称为"根管充填"。填进去的药物可以保证这颗牙之后不再发炎，同时对已经发生的根尖周炎症有治疗作用，可以促进原来的根尖周炎症的恢复，促进已经发生的骨质破坏的修复。

* 牙周炎是造成牙齿缺失的重要原因

　　30岁的张先生最近一段时间里，每天刷牙都会出现牙龈出血的现象，个别牙松动，不敢吃硬的东西。最近这几天，他的牙龈又开始肿胀疼痛，这种疼痛感让他吃不下饭，睡不着觉。难以忍受的张先生怎么也想不明白，自己的牙怎么就这么疼呢？

专家提示

　　张先生有很重要的两个表现：一是刷牙出血，二是个别牙齿有松动。通过这两点可以大致判断是患有牙周病。牙周病（或者称牙周炎）有一个缓慢的发病过程，一开始患者都表现为最常见的症状，即刷牙出血，当牙周炎发展到一定阶段的时候，它会形成急性发作，牙周炎急性发作时会出现疼痛。这种疼痛与根尖周炎的疼痛有些近似，也是在局部定位比较清楚的。同时牙龈会有肿胀，更类似于

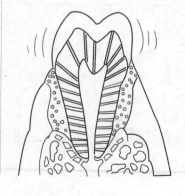

牙龈出血并伴有肿胀疼痛，且个别牙齿松动，都是牙周病的典型表现，应及时到牙周科检查治疗。

根尖周炎。但是肿胀的部位与根尖周炎有些区别，牙周炎的肿胀更接近于牙冠，而根尖周炎的肿胀位置是在牙根尖。

　　牙周炎实际上是造成口腔内牙齿缺失的重要原因，因为人们普遍对牙周

炎没有足够的重视，它是一个慢性的发展过程。在症状出现时，一般比较严重，应该到医院进行检查和治疗。洗牙是牙周系统治疗的最初步骤。

* 智齿冠周炎的症状

23 岁的小王，最近总感觉下颌最后一颗牙齿周围胀痛难忍，腮帮肿胀，嘴也张不开，影响了他的说话和吃饭。以前也发生过类似的情况，每次都是吃点消炎药，疼痛才能够有所缓解，这让小王很纳闷，自己到底是怎么了？

专家提示

年轻人在智齿萌出的过程中，智齿周围的软组织会发生感染，叫智齿冠周炎。因为人类的进化，颌骨的长度不够，智齿没有足够的空间萌出，造成在智齿周围软组织有覆盖，会在软组织和牙齿牙面之间形成一种囊袋。一旦有食物残渣或者细菌进入这个囊袋，再加上机械的刺激，就会引起周围的软组织发炎。

智齿冠周炎的疼痛也是比较严重的，主要表现在下牙后面的区域疼痛，同时伴有局部的肿胀，比如腮部肿胀。还可能有开口受限，就是张不开嘴。严重的患者可以伴有发烧、白细胞增多等全身症状。

* 关于智齿的误区

如果在智齿冠周炎阶段，急性发炎时是不能拔牙的，在感染控制后，才能拔掉智齿。智齿发生过冠周炎或者智齿本身有虫牙龋坏，有可能影响前面的牙，会出现咬合干扰，引起颌关节的病变，智齿自己也可能会形成囊肿性的病变，此时一定要拔除。还有一种说法是预防性拔除。智齿有潜在的危害，可以根据检查情况，如果它可能造成危害，建议患者预防性拔除。一方面，由于智齿本身没有正常的咬合关系，起不到有效的咀嚼作用。另一方面，如果发生有食物塞进囊袋，可能不容易清理干净，从而造成前面牙的龋坏，前面牙是有咀嚼功能的，它的健康十分重要，因此只能"丢卒保车"。

第三十一章

口腔健康有学问

讲解人：张伟

北京大学口腔医院副院长、口腔颌面外科主任医师

* 口腔溃疡背后有何隐患？

* 为何要保存好外伤脱落的牙齿？

* 牙齿正畸有哪些您不知道的真相？

"民以食为天"，每天我们都要通过口腔来咀嚼和享受美食，口腔无疑也成了身体的第一道防线。日常生活中，最常见的口腔问题就是口腔溃疡，口腔溃疡大部分人选择不治疗。但是引发口腔溃疡的原因有很多，甚至有癌症的影子，那么什么样的口腔溃疡需要治疗？关于牙齿矫正和镶牙，人们都有哪些误区和盲区？北京大学口腔医院副院长、口腔颌面外科主任医师张伟为您讲解。

* 口腔溃疡的分类治疗

30岁的小李最近几天频繁出现口腔溃疡的情况，起初他以为是自己上火了，就买了一些清火药，可是几天过去了，口腔溃疡依旧存在，这可把小李折腾得坐立不安，饭也吃不下，于是他决定到医院去检查一下。

专家提示

口腔溃疡是口腔科的常见病，有一种情况可能是一过性的，短时间出现口腔溃疡的症状。休息不好、饮食

问题都会引发口腔溃疡。小李的状况是复发性口腔溃疡，属于周期性复发，这种情况反复出现在口腔的不同部位。患者比较痛苦，因为进食的时候会刺激疼痛，如果溃疡长在舌头上就会影响讲话。口腔溃疡在多数情况下可以选择自我治疗。如果是周期性的、不同部位反复发生的口腔溃疡，就应该及时到口腔医院检查。导致复发性口腔溃疡的原因很多，通过口腔黏膜病科的检查，可以发现致病原因，针对致病原因进行治疗，减少复发的次数，延长溃疡的发生间隔周期。还有一种情况则建议不要选择自己治疗，即在一个部位发生了面积比较大的溃疡，溃疡比较深，而且两周没有愈合，这就建议患者一定要到医院进行检查，避免延误病情，因为一些癌性溃疡会有类似的表现。一般的溃疡 7 ~ 10 天自己都能长好，如果超过两周仍然没有愈合，就应该到医院进行检查。同时也不需要担心两周没有愈合，就一定会发生癌症，但是检查一下是必要的。例如创伤性溃疡，有的老年人有一颗牙有残根，残根很尖锐，刺伤口腔，尖的残根也没拔掉，一直在伤口处刺激黏膜，溃疡也不能愈合。溃疡不一定是癌性溃疡，但是长期的不良刺激可能演变成癌性溃疡。

口腔溃疡背后有很多原因，溃疡面积大而深，且经常反复发作不愈合，应及时到医院的口腔黏膜科或口腔颌面外科进行检查治疗。

* 牙齿的再植修复

小王特别喜欢打篮球，但就是在他打篮球的过程中，门牙被摔掉了一颗，他觉得除了有些不美观之外，也并没有影响到学习和生活，所以也就没有太在意。但是听朋友说，牙齿缺失就该赶紧镶上，否则会影响到其他牙齿，那小王这颗牙到底该怎么镶呢？

专家提示

在运动时牙掉了一颗的情况下，首先要找到这颗牙，把它泡在生理盐水里，保持它的湿润状态，及时拿到医院，在医院经过处理之后，可以把牙齿重新植回到原来的牙槽窝，然后进行固定，这颗牙有可能长好。在老百姓中有几种说法，一种叫补牙，补牙通常是牙体牙髓科的工作，就是把洞补上。另一种叫镶牙，镶就是有牙缺失了，就需要镶牙。牙缺失后，建议患者及时到口腔修复科把牙镶上。如果不及时修复缺失牙的间隙，两边的牙可能会向缺隙倒过去，对面的牙会长长，向空隙里长，这样就会造成整个口腔咬合关系紊乱，牙的使用功能会受到影响。

一旦出现牙列缺失，应及时到口腔修复科镶牙。牙体缺损，应先到牙体牙髓科处理暴露的牙神经，然后再到口腔修复科镶牙。

* 牙齿的正畸

25 岁的小汤从小牙齿就有很多问题，但是他一直没有太过重视。直到工作之后，小汤才意识到，拥有一口整齐的牙齿是多么的重要。每当看到别人有说有笑的时候，心里很不是滋味，总是闷闷不乐，那么像小汤这样的情况，又该怎么办呢？

专家提示

每个人都希望拥有灿烂的笑容，牙齿是其中很重要的一部分。当牙列不齐的时候，需要进行矫正，这应该到口腔正畸科去完成。口腔正畸科是负责把不齐的牙齿，通过矫正器进行排列，最后达到整齐美观的治疗效果。口腔正畸治疗，不仅仅是为了美容，同时也是为了口腔咀嚼功能的保护。在乳牙期，如果有明显的牙列不齐或者咬合关系不好，可以做咬合诱导的治疗。最好的正畸年龄是在完成替牙以后，当所有乳牙都换完了，恒牙长出来之后，一般女孩子在 11 岁左右，男孩子在 12 岁左右开始矫正治疗。现在随着正畸技术的不断发展和完善，成年人牙齿的矫治也可以完成。但成年人矫治的时间比牙齿正畸应提早进行。成年人正畸牙齿难度大、时间长、费用高，最佳的正畸年龄在11~12岁。

少年时期的治疗时间要长。少年时期大概一年半到两年就可以完成治疗，矫治完成之后要保持，因为排齐牙后要戴一个纠正器，成人戴纠正器的时间更长。在矫正过程中，保持口腔卫生十分重要，因为口腔里有纠正器，卫生不容易保持。此外，三到四周要到医院调整一次纠正器。

第三十二章

缺牙莫忽视

讲解人：周永胜

北京大学口腔医院修复科主任、主任医师

* 缺牙有哪些危害？

* 牙齿缺损、缺失应该如何修复？

* 修复牙齿的误区有哪些？

您的牙齿健康吗？牙齿的洁白、光亮、坚固、完整、排列整齐等，是美容的重要标准。人到中年以后，牙周组织开始向牙根尖方向缓慢萎缩。到了老年，萎缩更加明显，牙齿也显得比以前长，而且牙根暴露，牙缝增大。牙齿的这种变化，会引起一系列病变。牙病不仅靠治疗，更重要的是要重视牙齿的自我保健。如何保护牙齿？北京大学口腔医院修复科主任、主任医师周永胜为您解答。

* 口腔卫生保护不好会加剧牙齿的脱落

杨女士在 3 年前患有牙周病，导致一颗牙由于过度松动而被拔掉了。当时医生建议杨女士先进行牙周病的治疗，然后再镶上这颗牙，但是她却认为刚掉了一颗没有关系，也就没有镶。可就在之后的两年里，她下颌的 6 颗牙齿都相继"下岗"了，更夸张的是，在随后的半年内，杨女士上颌的牙齿掉得只剩下两颗。虽说上了年纪的人都会掉牙，但让她疑惑的是自己为什么短时间内掉了这么多颗牙呢？

专家提示

　　杨女士出现这种情况首先是由于口腔卫生做得不好，因为口腔卫生维护得不好，就会相继发生多颗牙的龋病、牙周炎，导致牙齿的缺失、缺损，随后牙齿的缺失、缺损又相继导致一些危害。人的整个牙齿有上下牙的接触，也有左右邻牙的接触，处于力系的平衡中，当某个牙齿缺失以后，这种力系的平衡被破坏了，上牙有可能会下垂，下牙有可能会向上过猛，邻牙会向缺牙的间隙倾斜。这种改变会导致牙齿的倾向移位，原来牙齿的接触关系变松。两颗牙之间出现了间隙，即使原来不塞牙，现在也出现了塞牙的情况。这样一来，食物容易嵌塞，就会导致菌斑的堆积，从而容易发生龋病和牙周炎。随后牙齿的缺失又会加重，或者是导致进一步的龋病和牙周炎，最终导致牙齿接连发生脱落。

　　牙齿的第一个功能就是咀嚼功能，但是不同位置的牙齿的咀嚼功能是不一样的。比如前牙切割，尖牙撕咬，后牙主要是捣碎、研磨。所以不同位置的牙齿缺失，其导致咀嚼功能的丧失是不一样的。同时，牙齿缺失的数目不同，

口腔卫生维护做得不好，牙菌斑的堆积会导致龋病或牙周炎。而龋病和牙周炎是导致牙齿缺失的最主要原因，所以一定要维护好口腔卫生。

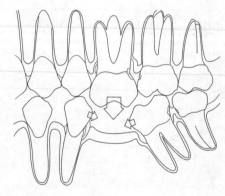

对咀嚼功能的影响也会不一样。牙齿缺失得越多，对咀嚼功能的损害会越大，除了对咀嚼功能的损害外，还会导致不美观。

* 牙齿缺损要考虑多方面因素进行修复

小杜磕掉半颗牙的第二天就来到了医院就诊，医生告诉他镶牙可以恢复他牙齿的完整。但是他却犹豫了，因为他自认为既然要镶上新的牙齿，那原来的半颗牙就不再需要了，而且觉得拔牙很疼，换掉真牙很可惜。这时医生给他吃了一颗定心丸，医生告诉小杜，其实像他这样的情况，在牙根状态还很稳固的情况下，并不需要将损坏了的半颗牙拔掉，只要给牙齿做一个瓷贴面就能恢复牙齿功能，那么到底在什么情况下才需要拔牙呢？

专家提示

如果还剩下半颗牙齿，而且患者的牙根没有因为外伤导致松动，没有脱落迹象，他的牙齿是可以进行修复的。在临床中如牙齿缺损严重，甚至缺损到只剩下牙根，如果牙根很健康，牙根长度足够，就可以通过"桩"和"冠"的方法把它修复好。但是在有些情况下是不能保留的，比如因外伤导致牙齿缺损或者其他原因缺损到了牙根、牙龈下很多，所以是否保留牙根取决于缺损的程度。牙齿缺损到一定程度，同时它又可能有牙齿的松动，这种情况如果牙周炎发展到了一定程度，也是需要拔除的。还有一种情况，即牙体缺损，但是牙齿的位置不好，影响到将来的咬合或者修复，这也可能会考虑拔除牙齿。另外，所以还需要结合患者的要求、经济情况等各方面进行综合考虑，判断牙齿是否保留。

第三十三章

以"牙"换牙

讲解人：周永胜
北京大学口腔医院修复科主任、主任医师

* 缺牙后应如何选择适合的修复方法？
* 假牙分哪些不同的类型？
* 美白牙齿有何误区？

相信每个人都想拥有一口健康漂亮的牙齿，但是却很少有人重视牙齿的保护，或者在牙齿的保护上存在着误区。牙齿越白越好吗？有些年轻人为了美而使用的美白牙膏究竟有没有作用呢？人随着年龄的增长，掉牙是难免的。那么，怎样选择适合自己的牙齿修复方法呢？配戴假牙就一劳永逸了吗？北京大学口腔医院修复科主任、主任医师周永胜为您解答。

* 牙齿修复方法的选择误区

赵阿姨的牙齿近几年来一直不太好，牙齿稀疏，而且有些松动，本想凑合的她，咬起食物来也是越来越用不上劲儿，于是她来到医院，决心把牙齿全拔了。考虑到费用问题，她打算换一口能随时摘戴的假牙。医生为她做了全面的口腔检查后，认为她可以用镶牙的方法来恢复牙齿的原貌。于是赵阿姨要求医生给她用价格最贵的氧化锆全瓷冠材料制成的假牙，可是医生推荐她使用铸瓷全瓷冠材料制成的假牙，那么假牙是越贵越好吗？

专家提示

对于真牙和假牙来说，一方面，真牙本身有牙周膜，牙周膜的结构里面有很多纤维，它的功能首先是能够承力，同时起到缓冲的作用。另一方面，牙周膜里有很多本体感受器，能感受到力的大小，当咬合碰到有危害的东西时，如咬了一粒沙子，就会马上松开。这种神经的反馈首先是通过牙周膜启动的，所以它能够在遇到过大咬合的时候，帮助人们感知出来，使牙齿避免进一步的损害。所以牙周膜的这个功能是非常重要的。另外，牙周膜可以有营养的功能，给牙齿当中的一些结构提供营养，如牙骨质、牙槽骨，牙周膜还有修复和再生的功能。天然牙齿是目前没有任何办法能够模仿出来的，种植牙没有这层牙周膜的结构，在受力的时候感知不出过大的力量。

从价格上看，活动义齿要比固定义齿便宜。但是患者不能够以材料的贵贱来选择修复材料以及修复方法。固定修复方法、活动修复方法，还有种植的修复方法，需要结合每一位患者的具体情况进行设计。牙齿的修复材料非常多，瓷的有金属烤瓷、全瓷，金属也有很多种，如金合金、镍镉合金等，"金牙"实际上是金的合金，金合金的硬度要比镍镉合金更软，对颌牙的磨耗要小一些。金合金铸造的温度低一些，加工打磨的过程都很容易。金合金是贵金属材料，也是惰性材料，口腔内环境湿润，如果用的不是惰性金属材料，就意味着有金属离子的析出。所以惰性材料要好一些，贵金属材料要优越于非贵金属类的合金材料。

患者不能够以材料的贵贱来选择修复材料、修复方法。

* 牙齿不同缺损的修复应对方案

王女士到医院来镶牙，医生首先将她口腔内软硬组织的形态准确地复制出来，取一个阴模，然后再根据她牙齿的阴模灌制石膏模型，在石膏模型上制作义齿。在诊室还有一位赵女士，由于她的下颌牙齿缺了10颗，上颌牙齿缺了4颗，光靠余留的天然牙齿已经无法确定她上下牙的位置关系，也就是颌位关系，像赵女士这种情况就必须依赖颌位关系记录来确定颌位关系了。

专家提示

牙齿是上下咬合在一起的，医生镶牙也必须取上下牙的模型。医生将模型取完之后，可以做个固定桥进行修复，速成搭桥实际上是固定义齿，像座桥一样架在两颗牙上，修复中间缺失牙。如果是两个牙的缺损，用的是冠类的修复体。因为口腔修复科的范围非常广泛，比如全冠是固定的修复，如果患者的牙齿还在，只是牙齿的部分缺损了，这叫作牙体缺损。它主要用冠类的修复体，比如瓷贴面、嵌体等，这些都用于修复牙体缺损。当牙齿缺失了，从缺失一颗牙到口内还剩一颗牙，都叫作牙裂缺损。牙裂缺损有两种常规的修复方法，一是固定修复方法，或者叫固定义齿；二是用可摘的活动义齿，叫作可摘局部义齿，可摘局部义齿也可以修复牙内的缺损。

* 关于镶牙后一劳永逸的误区

王女士通过镶牙使自己一口七零八落的牙重新恢复了整洁，虽然已经不是自己的真牙，但是她认为戴假牙之后就不用再发愁了，不会再有牙病的侵袭，更不用担心会掉牙了。很多人都和王女士有着同样的认识误区，其实戴上假牙之后并非一劳永逸。难道这假牙也有寿命?

专家提示

假牙一般指的是活动假牙,活动假牙一般五六年要换一次。就像日常生活当中如果买一件东西,即使不使用放在那儿,五六年之后它也会老化。医生为患者建议一个"五六年"的时间概念,但是到底换不换,患者要到医院去检查再确定。如果假牙仍然能够正常行使功能,仍然很稳定,固位也很好,医生通常会建议患者继续使用。

假牙的寿命还要取决于患者的口腔卫生是否保持得好,患者口内的余留牙是否有问题。如果患者口内的余留牙发生了问题,可能又要重新开始修复。对于全口假牙、可摘局部义齿也是这样的,牙槽骨也会发生变化。牙槽骨会发生吸收,拔牙之后前三个月吸收最快,三个月后逐步稳定,而且根据使用的力量不同,这种吸收变化也是不同的。所以五六年以后一定要进行检查,看牙齿是否还稳定,是否固位仍然良好。几年之后患者的人工牙也磨耗了,原来上下牙之间是正常的距离,磨耗了以后咀嚼效率就下降了,这个时候也需要进行重新修复。

配戴固定义齿后,应该定期到医院进行复查,做好牙齿的健康维护。

* 美白牙齿的误区

小李今年 23 岁,亭亭玉立,可是美中不足的就是她的牙齿,很多时候她不敢开怀大笑,生怕这一笑就会露出发黄的牙齿,这成了她难以启齿的烦恼。小李一直在寻找各种美白牙齿的方法,众里挑一,她选择了方便又实惠的美白牙膏,希望将自己发黄的牙齿刷白。于是她每天早晚都用美白牙膏用心地各刷一次牙,可是一个月过去了,效果却并不明显,这令她有些怀疑牙膏的美白功效,那么美白牙膏真的可以美白牙齿吗?

专家提示

使用美白牙膏，美白效果应该是非常有限的。美白牙膏里实际上是加了一些过氧化物或者羟磷灰石等美白成分，因为过氧化物通过氧化可以漂白。为什么日常使用的这种牙膏的作用有限呢？因为人们刷牙的时间是非常短的。

自然美才是最美的，自然的牙齿是有一点浅黄色的。

牙齿在正常情况下不是越白越好，天然的牙齿都是有一点黄的。如果磨开牙齿的釉质，里边的牙本质是黄色的。这种黄是透过牙釉质（一种半透明的成分）折射显出来的一种轻微的黄，这种黄是很自然的黄，通常情况下不用再处理。

第三十四章

牙齿发出的危险警报

讲解人：栾庆先

北京大学口腔医院牙周科主任、主任医师

* 牙周病为何会诱发常见慢性疾病？

* 哪些症状是早期牙周病的信号？

据流行病学调查统计，牙周病已经成为危害人类健康的第三大慢性疾病，我国80％以上的人都患有牙周病。对于牙周病可能大家并不陌生，但牙周病究竟是一种怎样的疾病呢？覆盖人群为什么这么广泛呢？我们如何才能发现牙齿给我们发来的危险预警呢？北京大学口腔医院牙周科主任、主任医师栾庆先为您解答。

* 牙周病是牙齿周围组织出现的炎症

牙周组织就是牙齿周围的组织，就是我们经常说的牙床。如果把牙齿比喻成一棵树，牙床就是树根周围的土壤，如果土壤有问题，牙齿就会松动脱落。牙周最主要的疾病包括两大类：一类是牙龈炎，另一类是牙周炎。听起来差不多，但实际上是有区别的，这两大类疾病是一类疾病的两个阶段。牙龈炎是早期的阶段，症状就是刷牙出血，只是牙龈出现红肿，但是没有牙周组织的破坏。牙周炎是疾病的进一步发展，不但有牙龈出血，还会发生牙周组织的破坏。很多人对这方面有不正确的认识，认为自己有28颗牙齿，其中一两颗有问题，能有牙周病包括牙龈炎和牙周炎，牙周炎是牙齿周围的组织出现炎症，牙龈炎不及时治疗，最终就会发展成牙周炎，造成严重危害。

什么大的危害呢？其实牙周病的危害是很大的。研究表明，牙周病是造成牙齿脱落的最主要因素，一旦患上牙周病，如果不及时治疗，最终就会造成牙齿的脱落。牙齿有几大功能：第一个是咀嚼功能；第二个是发音功能，发音的时候需要牙齿来配合，前牙是影响发音的；第三个是美观功能，前牙如果没有了，嘴唇会瘪下去，也会影响到美观。所以当牙齿脱落的时候会影响咀嚼和发音，并且影响美观。还有一个危害，就是可能会对人的心理产生影响，因为有牙周病的时候口气比较重，从而影响社交。

* 牙周病是危害人类健康的三大疾病之一

世界卫生组织把心血管疾病、癌症还有牙周病列为危害人类健康的三大主要疾病。根据全国口腔健康调查发现，在中国成年人群中，患有牙周病的比率在 80% 以上。牙周病不但能够产生局部的影响，还和全身疾病密切相关。研究表明，牙周病和心脑血管疾病、糖尿病、胃病、类风湿关节炎都有密切的关系。如果患有牙周炎，特别是患有重度牙周炎，患心脑血管病的概率就会增加。此外，牙周的健康还会影响到下一代的健康。一个患有重度牙周炎的母亲，有可能会引起婴儿的早产。患有牙周炎的母亲，出现婴儿早产情况的概率是健康母亲的 7.5 倍。有些人牙缺失了，不去镶，就囫囵吞食物，让胃来代替牙，时间长了就会加重胃肠的负担，也会引起胃病。还有一些胃溃疡患者经过治疗一段时间以后又复发了，这跟口腔内的细菌有关系。导致胃溃疡的主要病因之一是幽门螺杆菌。现在研究表明，幽门螺杆菌不但长在胃里，还长在口腔内。用药以后，虽然把胃内的幽门螺杆菌杀灭了，但是口腔内的并没有杀灭，因此，一段时间以后，口腔内的幽门螺杆菌又重新回到胃里后，引起胃溃疡的复发。

牙周病不仅会对牙齿本身造成损害，还会威胁到全身的健康。

* 老年人掉牙的真正原因是牙周病

魏女士今年 70 岁了，牙齿一向没有什么大毛病的她，就在最近的一年里出现频繁掉牙的现象。仅一年的时间，她的牙已经掉得差不多了，但又想想自己都 70 岁了，掉牙应该是很正常的现象。于是魏女士也就没有太当回事。那么像老年人在短短一年的时间里出现频繁掉牙的情况，真的是正常的吗？

专家提示

"老掉牙"在中国是非常普遍的认识，甚至在边远的农村，有人认为老了不掉牙是一件不好的事情，所以有很多极端的例子，老人会把牙主动拔掉或者磕掉，实际上这种行为不可取。在过去，人们很少对牙病进行治疗，或者是预防牙周病。随着年龄的增加，在不断的细菌侵蚀下牙齿就会松动、脱落。人老了不一定要掉牙，人老掉牙的原因主要是由牙周病引起的。有 90 多岁的老人全口牙都在，也有 20 多岁的人一张嘴半口牙都没有了。要是患了严重的牙周病，并不是老了才掉牙，就算 20 多岁也会掉牙。

* 刷牙出血是牙周病最早期的症状

26 岁的小田最近发现了一件新鲜事，只要一刷牙，自己的牙龈就会出血。起初她以为是自己刷牙用力太大了，所以就没有在意。可是一个多月过去了，小田发现自己即使是轻轻刷牙，牙龈依旧会有出血的情况，而且这种情况是越发频繁了。于是她赶忙来到医院，医生经过一系列的检查，确诊她患上了牙周炎。

专家提示

牙周病的早期症状就是刷牙出血。很多人不在意，认为是刷牙刷狠了或者是缺维生素C以及其他营养，实际上刷牙出血是牙周疾病最早期的症状。还有人非常恐慌，甚至怀疑自己得了白血病。其实，这种情况到口腔科经过治疗，牙龈出血就会消失。对牙龈出血要正确认识，但是也不要过于恐慌。

* 识别牙周病的七个症状

牙周病有如下七个症状：牙龈出血；牙龈红肿；口气重；牙齿遇冷不适；吃东西塞牙；下牙齿变长移位；牙齿松动、咀嚼无力。

> 牙龈出血是牙周病最主要的早期表现，只要出现了牙龈出血，就可能是牙周病，应及时治疗。

第三十五章

阻击牙周 "风暴"

讲解人：栾庆先
北京大学口腔医院牙周科主任、主任医师

* 预防牙周病的有效方法是什么？

* 洗牙后牙齿松动的真相是什么？

* 健康人有必要洗牙吗？

据统计，我国80％以上的人都患有牙周病。大家通常认为牙周病无须治疗，但事实上，研究发现牙周病不仅危害口腔健康，也威胁到全身健康，它与心脑血管疾病的发生有关，因此患了牙周病应该积极治疗和应对。一旦得了牙周病，我们该如何治疗？对于洗牙这种治疗方法您的认识正确吗？北京大学口腔医院牙周科主任、主任医师栾庆先为您解答。

* 治疗牙周病　没有特效口服药

小张在最近两个月出现了牙龈频繁出血的情况，于是他上网搜索了一下，了解到牙龈出血是牙周病的典型表现。于是小张来到医院，接诊的医生在检查之后确诊小张就是患上了牙周病，为他立刻安排了洗牙治疗，但小张却很疑惑，这牙周病吃药不就可以了吗？为什么还要洗牙呢？

专家提示

很多患者到医院来要求医生针对牙周病给开些药，但是牙周病的治疗是没有特效药的。牙周病的病因是菌斑，菌斑是包裹在牙齿表面的，菌斑如果没有及时得到清除，就会被唾液中的成分钙化，在牙齿或牙龈周围形成牙结石。任何药物都不能把菌斑和牙结石去掉，可能吃完药以后牙龈出血的症状会减轻，甚至消失，但是并不意味着疾病已经治愈了，这只是对症的医疗，而不是对因的治疗。对因的治疗第一是要清除菌斑，第二是要清除牙结石。怎么样才能清除牙结石呢？刷牙能清除掉牙结石吗？牙结石肯定是刷不掉的，必须由专业的人员、采用专业的机械来清除，这叫作洁治，老百姓叫洗牙。洗牙是治疗牙周病最基本的手段，也是预防牙周病最基本的办法。

洗牙是治疗和预防牙周病最基本的方式。

* 洗牙后牙齿松动变敏感的真正原因

40岁的大刘非常注意牙齿的健康，最近一位朋友约他去洗牙，但想到前段时间听邻居说洗牙会使牙缝变大，而且会让牙齿变得更加敏感，酸的和凉的以后都吃不了了，大刘就开始顾虑起来。那么他的担心有必要吗？

专家提示

在洗牙之前医生一般会跟患者说明：第一，洗完牙以后牙缝可能会变大；第二，可能短时间内牙齿会出现遇冷、遇热的敏感。为什么会这样呢？牙周炎会造成牙周组织的破坏，使牙根直接暴露在外面。如果牙根表面有一层牙结石，是有一定的阻挡和隔绝作用的，可隔绝冷热刺激。突然把牙结石去掉以后，牙根就直接暴露在外界，所以肯定会有遇冷、遇热不适的感觉。但是千万不要因为有这些症状就拒绝洗牙，因为牙结石是需要清理的，保留牙结石意味着要丧失牙齿。洗牙后可以用一点脱敏牙膏，用温水刷牙，慢慢适应。牙缝大是由于菌斑和牙结石造成破坏后，牙结石又把这种破坏填平了。所以当突然把牙结石去掉以后，牙缝就暴露出来了，实际上牙缝早就存在，只是它被掩盖起来了。

* 健康人同样要洗牙

在西方发达国家，人们都有半年到一年就洗牙一次的习惯，但是在我国很少有人去主动接受这种治疗，健康人是不是有必要去洗牙？答案是：非常有必要。一定要放弃无病不医的概念，很多人到医院看牙是被逼的。由于牙床出现了肿胀、疼痛，患者受不了。俗话说："牙疼不是病，疼起来要人命。"到这时候才到医院来进行治疗，牙周病一般到了晚期，意味着牙齿可能就留不住了。这时候治疗的周期长、花费大，痛苦也大。每个人牙结石的形成是不一样的，有人特别容易长牙结石，这与刷牙好坏是有关的，如果刷牙效果好，牙结石也长得慢、长得少，所以医生强调半年到一年去做一下检查。发现问题尽早治疗，就不会有那么多的痛苦。

* 洗牙要到正规的口腔医院

30岁的小王虽然年纪不大，但是患牙周炎却已经有八年了。起初小王都是去口腔专科医院进行洗牙治疗，后来她家楼下开了一家口腔医院，于是她就近到这里来洗牙。可是这次洗完牙之后，她却觉得吃东西时牙齿很不舒服，这究竟是怎么回事呢？

专家提示

现在可以洗牙的地方很多，甚至很多美容院都在做洗牙。在这里有两条建议：第一，一定要到正规的医院

洗牙后的确会使牙齿变敏感，但只是暂时的，一般几天到一个月就可以恢复。洗牙后可以使用温水刷牙，并配合脱敏牙膏来缓解症状。

洗牙是预防牙周病的有效手段，所以健康人洗牙也至关重要。坚持每半年到一年洗一次牙即可。

进行洁治。在洗牙的过程中会出血，如果器械消毒不彻底，就可能会传染上其他的疾病。第二，洗牙在质量上差别是很大的，如果洗牙洗得不好，牙结石没有完全清除掉，会残留下少量点状的牙结石，牙面变糙后，很容易形成更多的牙结石和菌斑。在正规医院的牙周科，通常要洗两次，另外还要进行牙面的磨光，把牙面打磨光滑，这对牙齿没有任何影响，还可以让牙面非常光洁，以后堆积菌斑、牙结石的概率就会大大降低。

一定要到正规的口腔医院洗牙。

* 中重度牙周病患者需进行龈下刮治

对于中重度牙周病患者，洗牙不能完全解决问题。中重度的牙周病，牙结石不仅停留在牙齿的表面，还会进入牙根和牙床之间。在牙根和牙床之间有一部分牙结石是看不见的，所以清理不出来，这个时候就要进行龈下刮治。治疗时有些患者会感觉非常痛苦，但是每个人的反应不太一样。第一，病情越重，在治疗过程中不舒服的情况可能越重。第二，患者对疼痛的感知是高或低。第三，医生的操作。医生的操作是很重要的，因为这是在局部麻醉下进行的，也有部分患者不打麻药也可以完成。有些患者刮治完以后会感到非常舒服，这是因为把菌斑、牙结石都清除以后，炎症消除了。

针对中重度牙周病患者，需要采用刮治和手术的方式进行治疗。

* 牙周病一旦患上则需终身维护

小李三个月前因为牙龈出血和牙疼被医生诊断为牙周病，随即进行了洗牙治疗。经过一段时间的治疗之后，牙疼和牙龈出血的情况也都渐渐消失了，于是他认为自己的牙周病彻底好了，不仅停止了接下来的治疗，就连口腔卫生也不像之前那么关注了。半年之后，小李在出差的时候发现，自己的牙龈又出血了，此刻他的第一反应是自己的牙周病又犯了。他很疑惑为什么牙周病总是反反复复呢？

专家提示

牙周病是需要终身维护的。因为菌斑每时每刻都在牙面上沉积，每时每刻都会有牙结石的形成，所以维护治疗是非常重要的。每天都要认真地刷牙，定期去口腔医院复查。尽管牙周病可能在一个阶段治好了，但并不意味着就可以放松警惕了，还要不断地进行检查，这样才能保证牙周的终生健康。

牙周病易复发，接受治疗后也要注意口腔卫生，并遵医嘱定期到医院进行检查和治疗。

第三十六章

清洁口腔的大学问

讲解人：栾庆先

北京大学口腔医院牙周科主任、主任医师

* 选择牙刷有什么标准？

* 牙刷真的需要定期更换吗？

* 您知道正确的刷牙方法吗？

牙周病主要是由堆积在牙齿表面的菌斑造成的。我们口腔内的细菌远远要多于指甲内的细菌。因为口腔内有适宜的温度、湿度，有唾液，还有一些食物残渣会给细菌提供营养，一些沟沟坎坎的角落有利于细菌生长。研究表明，口腔内的细菌多达 800 种，口腔内细菌的数量和种类位居全身之首。如何预防才能让我们远离牙周病的侵害呢？您清洁口腔的做法真的科学有效吗？北京大学口腔医院牙周科主任、主任医师栾庆先为您解答。

* 选择牙刷的标准

30 岁的李女士非常注重口腔清洁，这么多年来她有一个习惯，就是用大的硬毛牙刷来刷牙，她觉得硬毛牙刷可以有效地把牙齿上面的污垢和细菌都清除掉，而软毛牙刷却不具备这样的功能。那么李女士的做法科学吗？

专家提示

牙刷的选择有两个标准，第一是小头，第二是软毛。

因为只有小头牙刷才可能刷到各个角落。刷牙的重点部位应该是牙齿和牙龈交界的部位，在口腔内白的是牙齿，粉红色的是牙龈，刷红白交界的部位会感到疼，所以一般人都不敢刷，这就是为什么要选择软毛牙刷的原因。现在的标准是刷毛宽为三四排，长达到 11 ~ 12 排，这种毛数算小头牙刷，每根刷毛应该是磨毛，每根刷毛经过打磨以后会变得圆钝，这样在它接触牙龈的时候，就不会产生过度的损伤。还有一种电动牙刷，经过科学的研究表明，电动牙刷和手动牙刷效果是一样的，但是它可能比较省力，对于手不太灵活的人建议使用电动牙刷，但是千万不要认为电动牙刷就一定比手动牙刷要好。

* 牙刷的使用期限

牙刷使用期限有两个标准：第一，刷毛一旦散开了就要换；第二，三个月以后刷毛即使没有散开也要换。因为口腔内有大量细菌，在刷牙过程中细菌也会沉积在牙刷表面。很多人这时候想到了用开水烫来给牙刷消毒，开水烫可能会造成刷毛的质地发生变化。另外，在平时使用牙刷的时候，用完以后要把牙刷甩干，刷头向上摆放，细菌就不容易产生了。

* 具有止血功能的牙膏治标不治本

30 岁的李女士最近总出现牙龈出血的情况，而且症状一直都没有得到缓解。朋友听说后便推荐她使用一种有止血功能的牙膏，用了一周之后她牙龈出血的症状有了很大的缓解。于是李女士决定今后都坚持使用这种牙膏来刷牙。那么这种做法科学吗？

要选择小头、软毛的牙刷来刷牙，使用时间超过三个月就要及时更换牙刷。每次使用完牙刷要将刷头朝上摆放，避免细菌滋生。

具有止血功能的牙膏会掩盖牙周病病情，含氟牙膏可以减轻龋齿及牙齿敏感的症状。

专家提示

牙龈出血实际上是牙龈炎症，也就是由菌斑造成的。止血牙膏就是增加凝血的功能，可能用了牙膏以后血不出了，但是治标不治本。它可能还会给人造成一种错觉，认为不出血牙病就好了。实际上病并没有好，菌斑还在，牙结石也还在。对于牙膏不要特别在意，不同品牌可以经常换着用。推荐使用含氟牙膏，可以防龋，另外还可以减轻牙齿敏感的症状。

* 正确刷牙有学问

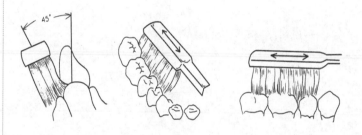

首先将软毛牙刷放置于牙齿与牙龈交界处，刷毛与牙面呈45度，然后做轻轻颤动动作并缓慢移动，里里外外都要刷上一圈。坚持约三分钟后还要刷刷舌头表面以去除口气。

刷牙的重点部位是牙齿和牙龈交界的部位，就是红白交界的部位。刷毛一半要放在牙齿上，一半要放在牙龈上，因为这个部位的菌斑和牙周关系是最密切的，牙周的破坏就是从这里开始的。要想刷到这个位置，刷毛的摆放也是有讲究的，实际上应该使刷毛和牙面呈45度角，要倾斜放，在原位颤动。因为菌斑是一层生物膜，只有颤动才能将这层膜捣碎。牙刷颤动以后，轻轻加压，让刷毛进到牙缝里面。有人刷牙只刷外面不刷里面，但是菌斑不可能只长在外面而不长在里面，所以里外都要刷一圈。另外还要刷舌体，因为口气重可能与舌头上的细菌、舌苔有关。

* 正确挑选牙刷以外的洁牙工具

很多人用牙签剔塞牙的食物。实际上，牙签还有另一个作用，就是清除菌斑，可以用牙签在牙面上刮。牙签的选择也是很讲究的，最好选择软木的牙签，断面应该是三角形或者椭圆形的。牙签不能带毛刺，否则可能会刺激牙龈。也可以使用牙缝刷，牙缝刷相对要好掌握一些，牙缝刷的刷毛是软的，所以有牙缝的时候就可以用。如果没有太大牙缝就用牙线。每天建议刷牙两次，用一次牙线或牙缝刷。牙线有两个作用：第一，清洁面积比较大；第二，比较容易通过牙缝。

* 牙线的使用方法

先将牙线拉出 20 ～ 25 厘米，将牙线系成圆圈状，用食指和拇指控制其中段约 2 厘米，并将牙线慢慢滑进牙缝内，上下轻轻拉动。清洁完一个牙缝之后，再将这段牙线取出，用另外一段 2 厘米的牙线清洁其他牙缝。每天坚持一次，再加上早晚正确刷牙，就可以有效保持口腔的清洁。

第三十七章

守护口腔的第一道防线

讲解人：华红
北京大学口腔医院口腔黏膜科主任、主任医师

* 常见的口腔黏膜疾病有哪些？
* 什么原因会导致复发性口腔溃疡？
* 缓解口腔溃疡，您的方法正确吗？

　　生活中我们都发生过口腔溃疡，通常大家都认为长个口疮不是什么大事，就当作上火。然而如影随形的小小口疮，背后却潜藏着众多我们意想不到的致病隐患。根据流行病学调查显示，复发性口腔溃疡是一种非常高发的口腔黏膜疾病，此疾病不分男女老少，我国平均每五个人中就有一人发生过这类疾病。如果不及时治疗就会严重影响生活质量。口腔溃疡背后到底暗藏着怎样的疾病？什么有效的办法可以缓解口腔溃疡带来的疼痛？北京大学口腔医院口腔黏膜科主任、主任医师华红为您讲解。

* 口腔溃疡背后有很多原因

　　春节刚过，52岁的姜女士就来到医院接受检查。医生在给姜女士检查的时候发现，她的舌、唇、颊等口腔黏膜处有十几粒米粒到黄豆大小的溃疡。再结合姜女士描述的症状，医生感觉她的情况非同一般，而且很有可能和某种疾病有关。于是医生立即安排姜女士进行血液检查，这让她疑惑的同时倍感紧张。自己到底得了什么病？明明就是口腔溃疡，为什

么还要做血液检查呢？一天之后血液检查的结果出来了，那么检查结果又是否证明了医生最初的推断呢？

专家提示

口腔溃疡是常见的一种黏膜病，很多患者就诊之前都认为口腔溃疡不是大问题，但是口腔溃疡实际上并不简单。在临床上造成口腔溃疡的原因非常多，概括起来分为两大类，一个是局部因素，还有一个是全身因素。局部因素是比较常见的，比如中老年人口中存在比较锐利的牙尖，残根、残冠不及时拔除会成为一种机械刺激因素，导致口腔溃疡的发生。全身因素，如某些自身免疫性疾病，都可能在不同时期出现这种典型的口腔溃疡的表现。内分泌系统的疾病在临床上也非常容易发生口腔溃疡。所以在临床上需要通过检查来甄别患者到底是单纯的口腔溃疡，还是由全身疾病所造成的口腔溃疡。

* 复发性口腔溃疡分三种类型

时间还要追溯到 15 年前，原来早在那个时候姜女士就已经出现过口腔溃疡的情况，一开始她只是感到舌底有一些短暂的痛感，对着镜子看也就是小白点似的东西，但是这个点状物经常是来得快走得也快，并没有对生活造成什么影响，所以她也就没有太当回事。正因为如此，才发展到如此地步，不仅溃疡面积越来越大，而且数量越来越多，直到后来连水都喝不了了。

专家提示

从姜女士的发病情况可以看出，她一开始可能是属于轻型口腔溃疡。口腔溃疡分为三种主要类型：第一种是轻型口腔溃疡，发病的数目一般是 1～5 个，而且大小一般是5毫米左右,有小米粒到绿豆大小。这种溃疡一般7～10天就可以自愈。因为它比较轻,愈合以后不会产生更严重的后果。这种类型的溃疡在临床上大概占所有溃疡病例的80％。发展到口炎型或者疱疹样口腔溃疡,这是第二种,它主要的特征就是溃疡的数目明显增加,可以是十几个到几十个不等。因此,溃疡周围的黏膜充血水肿的范围也更加广泛,这类患者自觉症状也更加明显,疼痛非常厉害,而且有的时候可能伴有如唾液分泌增加、低热、颌下淋巴结肿大等全身反应。第三种叫重型复发性口腔溃疡,或者巨型复发性口腔溃疡。它是最严重的一种。它的特点首先是大而深,一般溃疡要大于1厘米,大概黄豆到蚕豆大小。这种重型复发性口腔溃疡可以累积到黏膜下组织,所以一般形容溃疡像弹坑状。这种溃疡在临床上愈合时间非常长,要几周的时间,甚至几个月的时间,所以这种溃疡也给患者的生活造成很大的影响。患者会感到非常疼痛,还可能会影响口腔的功能,比如进食、语言功能受到一定程度的影响。这种类型的溃疡大概占到所有溃疡病例的8％,比例相对来说是比较小的。

口腔溃疡分为轻型、疱疹型以及重型。

* 六类原因可致复发性口腔溃疡

姜女士在退休之前工作一直非常忙碌,下了班还要打好几份工,时间长了自然生活很不规律,吃饭也是经常不按点,饥一顿饱一顿,而且她还有贪凉的习惯。那么这些生活习惯是不是造成姜女士口腔溃疡的原因呢?

专家提示

目前造成复发性口腔溃疡的确切原因不是十分清楚,但通过临床调查和科学研究结果显示,导致复发性口腔溃疡的原因有很多,包括饮食习惯、生活习惯、全身

的免疫功能紊乱、内分泌紊乱以及心理因素。复发性口腔溃疡和遗传也有很大相关性。国内外的调查研究也显示，如果父母双方都有口腔溃疡，其子女大概有90％的概率会患口腔溃疡。如果父母双方当中有一方患有口腔溃疡，其子女也有50％的概率患口腔溃疡。

* 缓解口腔溃疡的方法

用淡盐水漱口，保持口腔的清洁是可以的，但是盐水浓度一定不要太高。研究显示，蜂胶有很多生物学的作用或活性，比如有抗菌的活性、有消炎的活性，有的报道还称其有止痛的作用。在商店里经常可以买到含有蜂胶的口腔贴膜，这在临床上也是有应用的。另外，国外的研究显示，从20世纪50年代就有学者报道用蜂胶来治疗口腔溃疡，这是有一定效果的。但是有一个问题，因为不管是蜂蜜，还是蜂胶，它含有很多的异体蛋白，有过敏体质的人用完以后会产生过敏反应。这类人群要慎用或者少用。多吃水果蔬菜对口腔溃疡肯定是有好处的，在临床上也建议患者要均衡饮食，要摄取高质量的蛋白质；多吃蔬菜水果，特别是富含维生素B和维生素C的蔬菜水果，喝橙汁来补充人体内的微量元素和维生素对口腔溃疡来说也是一个重要的辅助治疗的办法。但是发生口腔溃疡以后，拿维生素C片碾碎后放在口腔溃疡表面来治疗口腔溃疡是不提倡的，因为维生素C是偏酸的，在临床上发现有些患者因为治疗口腔溃疡，局部用维生素C片以后，反而会把口腔黏膜烧灼了，不但口腔溃疡没好，反而更加重了患者的症状。所以维生素C片可以口服，但是最好不要局部应用。得了口腔溃疡以后，患者经常会到药店买一些去"火"药，或者喝一些凉茶。

饮食和作息的不规律、免疫功能紊乱、遗传因素、情绪紧张，都是导致复发性口腔溃疡的原因。

口腔溃疡发作，用低浓度的盐水漱口、在患处使用蜂胶贴膜，适当补充橙子、番茄、茄子、胡萝卜、白菜、菠菜等富含维生素 B_2 和维生素C的蔬菜水果，补充动物内脏、花生、核桃、蛋类等富含蛋白的食物，也可以起到非常好的缓解作用。患病期间要禁食辛辣、葱姜、烟酒、咖啡和烤炸类食物。如果口腔溃疡长期反复发作要及时到医院治疗。

中医认为口腔溃疡的发生是和"火"有关系的，但是这个"火"也不是单纯理解的"火"，它也分很多种类型。在临床上大致分为实火和虚火，应该根据患者的具体情况，由医生对其进行辨证以后再使用药物治疗。

* 复发性口腔溃疡　坚持用药很关键

医生给姜女士进行了药物治疗，除了坚持每日要按时服药之外，医生还叮嘱姜女士戒急戒躁，合理作息。用药物治疗了将近两个月的时间，姜女士的口腔溃疡有了明显的好转，于是她觉得自己这回彻底好了，就把药也停了。让她没有料到的是，三天之后她的口腔溃疡又发作了。

专家提示

结合姜女士的患病经历，可以看出她口腔溃疡反复发作已经有 15 年。而且从一开始的一两个，到最后的嘴里有十几个，还是属于比较严重的一种类型。对于这种类型的溃疡，建议患者有个连续治疗的过程。最好持续用一段时间的药，待病情稳定了以后再逐渐减量或者是停药，千万不能好了以后一下就把药停了。一般轻型的口腔溃疡其复发间歇期比较长，在临床上治疗的时间都不会很长，也可能是一两个星期到一个月的时间，病情稳定或好转以后可以建议患者再观察一段时间就可以停药。但是对于频发的、发作时间又很长的患者，建议连续用一段时间的药，特别是中药，用的时间相对来说要长，可以用三个月到半年的时间，待病情稳定以后医生再根据具体情况酌情逐步减量或者是停药。

复发性口腔溃疡不容易治愈，用药要遵医嘱，坚持用够疗程才能起效。

第三十八章

"裂" 变之谜

讲解人：刘宏伟

北京大学口腔医院口腔黏膜科主任医师

* 口角炎跟上火有关吗？
* 假牙不清洁有哪些后果？
* 清洁假牙有哪些误区？

很多上了岁数的老年人都会戴假牙，而根据北京大学口腔医院的统计，由于假牙清洁不当引发口腔疾病的老年人，竟占到了口腔黏膜科前来就诊患者的85％。如果假牙清洁不当，细菌还会侵入到血液和上皮组织中，从而引发心脏病和胃肠道疾病，甚至还有癌变的可能。您是不是觉得不可思议？常见的口角炎到底是不是上火所致？老年人怎样正确清洁假牙？北京大学口腔医院口腔黏膜科主任医师刘宏伟为您讲解。

* 引发口角炎的三个真凶

今年80岁的老陈退休前曾是一名教师，身体硬朗的他平日里脸上总是挂着笑，可是这两年他却多了桩心事。原来老陈的嘴角上出现了裂口，起初他想可能是自己上火了，过几天肯定就能好，可是事情远没有他想象的那么简单，嘴角开裂的情况反而是越来越严重，每次当他想开怀大笑的时候，便是他最痛苦的时候。于是老陈来到了医院进行治疗。接诊的刘医生在询问了他的病情后，给他的口腔做了检查，最终诊断，导致老陈两年来嘴角裂口无法愈合的原因是口角炎。

专家提示

口角炎是由微生物感染引起的，引起口角炎的微生物有三种：第一种是细菌，第二种是病毒，第三种是真菌。一般情况下，病毒和细菌引起的口角炎，其病程相对真菌引起的短一些，几天就恢复的一般是病毒引起的，细菌引起的病程较病毒引起的长一点。

口角炎是一种由细菌、真菌或病毒所引起的疾病，与上火并没有直接的关系。

* 假牙不清洁也会导致口角炎发生

医生从老陈的嘴角取样，给他做了真菌和细菌的培养化验。一天以后结果出来了，所取样本被检测出是一种白色念珠菌，由此可以断定，老陈的口角炎就是由这种白色念珠菌所导致的，那么他嘴里的这种真菌到底是从哪来的呢？医生在接下来的检查当中找到了引发白色念珠菌的真凶，这让老陈大吃一惊——竟是他佩戴多年的假牙。

专家提示

如果口里有假牙，会加重真菌性口角炎的发作，因为假牙是有利于真菌生长的材料。经过检查，老陈的假牙存了很多的食物残渣和软垢，混进了大量的真菌，在镜下做了涂片以后，也看到了大量的念珠菌菌丝。老陈的假牙已经戴了10年了，10年的假牙由于长期咀嚼食物已经磨得很厉害了，后牙基本上都磨平了，原来镶假牙的牙尖都不见了，正中垂直距离短，造成的结果就是口角向下掉，唾液会流到口角积存，从而造成了一个潮湿的环境。唾液里含有从假牙中积存下来的真菌，在这里附着，所以口角炎老是好不了。

假牙应每4～5年更换一次。

＊ 清洁假牙误区多

盐水有一定的消炎作用，当家里没有任何药物、药水，但是口中发炎的时候，可以用淡盐水漱口，但是用盐水刷、泡假牙并不可取，因为它的针对性不强。假牙上面的念珠菌害怕碱性环境，喜欢酸性环境，因此盐的 pH 值是中性的，它不能给口腔造成弱碱性的环境，对念珠菌的杀灭作用不好。酒精也不能造成弱碱性的环境，虽然它们都有普遍意义的杀菌作用，但是清洗假牙还是推荐用弱碱性的液体，在临床上用碳酸氢钠片（商品名叫小苏打）泡假牙是比较好的，比清水作用好。如果口腔里真菌少，清水浸泡假牙足以冲刷掉。但是如果真菌多，密度大，清水就可能清洗不干净。

假牙用清水、盐水、酒精浸泡的方法都不科学，正确的方法是用小苏打一类的碱性液体对假牙进行浸泡。

＊ 如何清理假牙

假牙和真牙在一起刷不可取，要把假牙取下来刷。假牙要拿出口外来清洗，但是不能用牙膏。因为牙膏里有摩擦剂，摩擦剂的颗粒比较粗，它去摩擦真牙没问题，因为真牙要比假牙硬很多。如果用牙膏去刷假牙，假牙的牙托上面会有很多沟窝，这些沟窝特别有利于藏污纳垢。牙刷不能用刷真牙硬度的牙刷，要用比刷真牙硬度软一些的软毛牙刷，蘸着清洁液刷假牙。清洁液的用法就是将假牙取出以后，先冲洗一遍，机械性地把食物碎屑全部冲干净，然后用软毛牙刷蘸着清洁液，把假牙的沟槽都清洗一遍，再把它泡进清洁液里，这样保险系数更高。如果没有条件平时就用小苏打，一个星期用一次清洁液。

用牙膏清洁假牙的方法不科学，在条件允许的情况下可以用软毛牙刷蘸上假牙清洁液对假牙进行冲洗浸泡，但浸泡完毕后请您务必用清水洗净假牙再戴入口中。

* 牙齿保健有误区

　　保护好真牙同样对假牙的清洁有重要的作用，因为假牙上面的细菌经常是来自真牙的，所以要把真牙的保护作为重要的措施来实行。在真牙的保健中最常见的误区就是只要觉得牙齿没有什么不舒服就是健康的，实际上一些严重的疾病可能没有感觉，比如严重的牙周病。所以一定要认真刷好牙，保证把残渣、软垢、菌斑都刷掉，但即使是这样，仍然有相当一部分人牙齿上沉积很多牙垢，牙垢上会有菌斑，这种情况下应定期到医院检查，看是不是需要洗牙。

在日常生活中要注意牙齿的清洁和检查，定期洗牙。

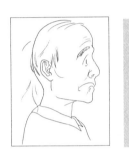

第四部分

皮肤

第三十九章

老年人护肤宝典

讲解人：朱学骏

北京大学第一医院皮肤性病科主任医师、教授

> * 老年人皮肤如何护理？
>
> * 去除老年斑有什么奥秘？
>
> * 如何正确地使用防晒霜？

他是皮肤性病科权威专家，已近 100 岁高龄却拥有光嫩的肌肤，对老年人的皮肤保养以及如何去除老年斑，他有着自己的绝招。北京大学第一医院皮肤性病科主任医师、教授朱学骏，告诉您返老还童的秘诀。

* 皮肤的老化

随着年龄增长，皮肤也随之老化。皮肤的老化有两种形式。一是生理老化：皮肤变得松弛、干燥；弹性变差，开始下垂，皱纹增多，如鱼尾纹、眉间纹；头发变灰白，面部出现老年斑等。生理老化是不可避免的，但老化的速度有快有慢。二是光老化：主要与长年累月的紫外线照射有关，皮肤变得粗糙，如皮革状，沟纹明显，皮肤色泽加深，面部有红血丝等。光老化是可以预防的。

* 保养皮肤的秘诀

"没心没肺，能吃能睡"，北京大学第一医院一位 96 岁高龄教授朱学骏的八字诀成了他的养生之道。

"没心没肺"就是说心要放得开，不要什么东西都往心里装。老年人耳朵背，朱学骏教授认为这是为老年人提供了一个保护机制。即使你听得清清楚楚，也可以假装听不见。没听见，也不去争，左耳朵进右耳朵出，有选择性地听。朱学骏教授常说："人生苦短，不要自寻烦恼。"所以，"没心没肺"的本质是保持一个好的心态。

能吃能睡很重要。能吃首先牙齿要好，每餐后必刷牙，保持一口健全的牙齿。健康的饮食对皮肤或对全身健康是非常重要的。朱学骏教授强调平衡而丰富的饮食。认为想吃就表示需要，但吃的量一定要有节制，千万不要暴饮暴食。注意多吃蔬菜，多吃易消化的食品。朱学骏教授平时喜欢吃红枣和葡萄干，它们都含有丰富的维生素C。每天补充一片维生素E。至于能睡，其实心态好了，睡眠自然就会好。

当然还要注意皮肤的保护。人老后皮肤变干，容易起皱。这是因为人老后，皮肤的保鲜能力减弱，皮肤中的含水量减少了。

朱学骏教授为老年朋友传授自己的养身护肤宝典：
（1）能吃能睡，没心没肺；
（2）多吃蔬菜，每天一片维生素E；
（3）保持皮肤有足够的水分。

*如何保养皮肤

第一，注意保护好皮肤，尤其是维护好皮肤的屏障功能。老年人的皮肤逐渐变薄，往往皮肤下面血管看得很清楚；出油及出汗逐渐减少，皮肤表面的保护层逐渐缺失。皮肤薄了，水分容易丢失，就显得干燥。所以，老年人要注意涂护肤品，不让水分跑掉。

第二，要改变洗澡的方式。老年人不要用高温热水洗澡，更不要搓澡。本来老年人就代谢慢，皮肤无论是含水量还是皮脂量均已减少，这么一烫一搓，更是将皮肤表面的保护膜进行了人为破坏。皮肤失去了屏障，就十分容易受到外界的各种刺激，造成皮肤瘙痒。秋冬季洗澡不要太勤，每周两次。洗澡时不要用碱性大的肥皂，用略酸性的沐浴液，毛巾应柔软。平时清洁用带油性的肥皂。每次洗澡后应及时外搽护肤品，尤其是面部及四肢。

第三，如何选择护肤品。在大商场、超市，护肤产品琳琅满目，如何选择呢？品牌当然是一方面，好的品牌是经过了时间及消费者检验的，但不是贵的就是好的，更不能是最贵的就是最好的。选择护肤品，最重要的是使用后的自我感觉。如果用在皮肤上，有水乳交融的感觉，十分舒适，则表明是合适的。因此，建议先买个小包装试试，若效果好再买大包装。选护肤品就如同选衣服一样，用上去感觉良好的就是好的，适合你的。此外，应注意：在不同季节，身体不同部位需要用不同的护肤品。

＊去除老年斑的奥秘

人老了，面部会出现老年斑，俗称寿斑，医学上称为老年性雀斑，这是生理老化的皮肤表现。老年斑能去除吗？答案是肯定的，可以去除。现在激光技术在皮肤科得到了广泛应用，有一项称作"光子嫩肤"的技术就可用来祛斑。朱学骏教授每年春节前打一次激光，一般是小年夜打，到初二脸上就会有一层薄薄的焦痂，就是死皮，到初五就掉了，然后初七去上班，面目焕然一新。人家说朱大夫怎么越活越年轻，这就是他的奥秘。有的老人面部老年斑很多，有的还高出皮肤表面，此时需先做冷冻，然后再用激光，开始时可能需要做几次。现在的高科技，可以做到使老年人的皮肤"返老还童"。

朱教授告诉我们，老年人想皮肤湿润就要做到以下几点：

（1）多喝茶水，多吃水果；

（2）冬天洗澡不宜太勤；

（3）选择适合老年人的油性肥皂；

（4）选择润肤露不一定选贵的，应该选择最适合自己的。

* 正确使用防晒霜

　　紫外线是引起皮肤光老化的主要原因。外涂防晒霜的目的就是阻断或减少紫外线对皮肤的影响。

　　老年人外出旅游，特别是去海边或高海拔地区，需要长时间在户外活动的，应该外搽防晒霜。

　　外搽防晒霜要注意防晒指数 SPF 及 PA。一般 SPF 需在 15 或以上，PA 应为 ++ 或以上。但防晒霜并不是 SPF 及 PA 指数越高越好，也不是越贵越好，而是要选择适合你的品牌。防晒霜应在外出前 15 分钟涂上，每 2～3 小时需补搽一次。老年人还可以带把遮阳伞，戴个宽檐帽，必要时穿长袖衣裤。

香椿、茴香、芹菜、苋菜以及一些野菜都属于具有光敏作用的蔬菜，常吃会加强皮肤对光线的敏感度，更容易晒黑，所以夏天食用要格外注意。

第四十章

鲜活肌肤的秘籍

讲解人：朱学骏
北京大学第一医院皮肤性病科主任医师、教授

* 人老了皮肤会出现哪些变化？

* 如何选择适合自己的护肤品？

* 如何科学护肤？

　　皮肤疾病，护理不当是祸首。健康肌肤，我们又该如何保养？护养皮肤误区多，专家逐一来点拨。北京大学第一医院皮肤性病科主任医师、教授朱学骏，为您传授皮肤科专家保养肌肤的独家秘方。

* 老年人常见的皮肤颜色改变

　　老年人皮肤常可见三种颜色改变：①白色：一般为5毫米至1厘米的白色、圆形的斑，称为老年性白点病。②红色：一般为3～5毫米大小，半球形隆起于皮肤表面的红色丘疹，称为老年性血管瘤。老年性白点病及老年性血管瘤都主要见于躯干及四肢，出现后形状不会增大，但数量会逐渐增多。红点也可发生在年轻人身上，称为樱桃状血管瘤，不会增大，也无须治疗。③褐色或黑色：称为老年斑。老年斑可增大，有的可逐渐高出皮肤，表面呈乳头状，此时称为脂溢性角化症。好发于外露部位，但也可见于躯干及四肢。老年斑随年龄增长会逐渐增加。可以外用0.1%维A酸软膏（迪维霜），每晚一次。此药

初用有刺激性，慢慢就适应了，需要长期使用。每次外用后应洗手。也可以做冷冻或激光祛斑。这三种病变都是良性的，不会发生癌变。

* 爱美之心　人皆有之

走进商场，最漂亮、最明亮的柜台肯定是化妆品、护肤品专柜。的确，生活富裕了，"面子工程"变得越来越重要，大家都渴望以健康、美丽的皮肤示人。古人对好肤质的形容有很多，如"宛如凝脂"、"肌肤如雪"……在现代医生的眼里，健康的皮肤应该是什么样子的？专家说，健康的皮肤要符合"4S标准"：Smooth，平滑；Shining，光泽；Soft，柔润；Sexy，美感。

可见，"没病就是健康"的观念被彻底颠覆了。现代皮肤病学正从传统的限于对皮肤病的治疗过渡到预防疾病与创造美并重的新阶段。随着美容皮肤科学的飞速发展，光子嫩肤、激光祛斑、肉毒素注射、各种填充剂、医学护肤品的出现等，让皮肤对抗岁月的流逝已经不再是梦想。

随着生活水平的提高，人们特别是女性朋友对美的追求更加强烈，于是从事美容的医疗机构及美容院如雨后春笋般得到了飞速的发展。对美容院及广告宣传的美白及祛斑的产品要慎重，它们往往夸大了疗效。一定要搞清楚产品的成分，不要使用三无产品，即无标识（批准文号）、无成分、无产地。有些重金属铅、汞严重超标的产品，虽有暂时的祛斑作用，但长期使用，可产生皮肤变黑（黑变病）等不良反应。

所以，要强调科学护肤。

护肤品不是越贵越好，应该选择适合自己的护肤品。光子嫩肤和注射肉毒素都是不错的医学美容方法，但一定要到正规医院去做。

* 科学护肤三要点：清洁、保湿及防晒

第一，清洁。清洁是大有学问的。正常皮肤表面是偏酸性的，pH 值在 5.5 左右。而且皮肤表面有一层天然的膜，与皮肤最外的角质层，共同构成了保护皮肤的天然屏障。如果破坏了皮肤的天然屏障，皮肤就要出问题。

以洗澡为例，洗澡是我们几乎每天都要做的事情，而搓澡是很多人洗澡时必不可少的一环。那么，应什么时候搓澡呢？假如你出去旅游，或干体力劳动，出了一身汗，此时适当搓一搓是有必要的。但在平时，整天在办公室坐着，不太出汗的，淋浴就可以了，不必搓，更不必使劲搓。

洗澡其实是很有学问的。首先，是洗澡的次数，特别是对老年人，建议冬天一周洗两次就可以，不要洗得太勤。夏天出汗多，需要每天洗，但冲去汗渍就可以了。其次，用的沐浴液，要温和点的，不要用起很多泡沫的。起得泡沫越多，去油作用就越大。去油太多后，就会感到皮肤干。最后，水的温度，跟体温差不多就可以了。有人喜欢烫澡，水越热（甚至要感到烫）越舒服。但温度越高，油的溶解度就越大，将皮肤表面那层油也给洗去了。洗完澡是感到很"爽"，殊不知，皮肤的天然屏障也遭受了很大的破坏。

第二，保湿。皮肤表面有一层由皮脂腺分泌的皮脂与外分泌腺分泌的汗液所组成的乳化膜，加上角质形成细胞产生的天然保湿因子，角质层水分维持在 15%～20%，使皮肤保持润泽、光滑、细腻而富有弹性。当皮肤表面角质层水分含量低于 10% 时，皮肤就会显得干燥，手足容易发生皲裂。造成皮肤干燥的原因很多，如上年纪后，皮脂及汗液的分泌减少；由于遗传因素，

皮肤的天然保湿因子产生不足；过度清洗，洗后又不及时外用润肤剂，使皮肤屏障受损，水分丢失增加，干燥的皮肤触之粗糙，缺乏光泽，容易脱屑；由于屏障受损，对外界刺激敏感，皮肤老化加速，易出现皱纹及色素沉着等。因此，干性皮肤需要保湿、滋润，以防止皮肤老化及色素沉着。

选择保湿产品，一是要根据自己的肤质，二是要依据保湿产品的成分。在购买保湿护肤品前，一定要针对自己的肌肤类型选择合适的保湿护肤品，并充分了解它们的功能和性质。一般好的保湿产品多含有良好的保湿剂，如神经酰胺、透明质酸或天然油脂（如牛油果树提取物）。神经酰胺是存在于皮肤角质形成细胞间隙的主要保湿因子，对保持皮肤水分和屏障功能有重要作用；透明质酸是存在于真皮的一种黏多糖物质，具有很强的保湿作用，并能调节皮肤的水分平衡；油脂成分在皮肤表面形成一层封包膜，可减少皮肤水分丢失，达到保湿作用。

合理的搭配使用护肤品也是缓解皮肤干燥的有效手段。对干性皮肤一般选择油包水型的膏霜类护肤品。对于严重干性的肌肤选用较为浓稠的乳膏类保湿润肤产品，达到深度滋润皮肤的作用。面部护肤，可先使用保湿效果好的保湿柔肤水，然后再搽保湿霜；对敏感性皮肤，要选用无刺激性、具有舒敏作用的保湿类护肤品；化妆要选用具有保湿作用、滋润性的粉底，锁住皮肤内水分，卸妆后应及时使用保湿乳，达到润肤及持久锁水的效果。

第三，防晒。防晒有两种主要方式：一是外出用遮阳伞，戴个宽檐的帽子，戴墨镜，必要时穿长袖衣裤；二是用防晒霜。

防晒霜一是防长波紫外线（UVA），防护强度用PA

预防皮肤瘙痒，洗澡也是有讲究的：

（1）冬天一周两次，夏天可适当增加次数；

（2）如果天天洗澡，是不需要搓澡的；

（3）要用温和的沐浴液；

（4）水温跟体温差不多即可；

（5）洗澡后一定要涂润肤露。

表示，从 + 至 ++++；二是防中波紫外线（UVB），防护强度以 SPF 表示，系数为 5 ～ 50。防晒霜使用的原则是足够的防晒系数和足够的涂抹量，涂搽均匀，并需及时补用。防晒系数 SPF15、SPF30 和 SPF50，这三个常见系数应该如何选择？系数越高，理论上可以得到更长时间的防护。但是系数越高，刺激过敏的概率和涂在皮肤上不舒服的程度也会越高，所以并不是越高越好。一般使用 SPF15 就可以了。如果去海边，紫外线照射强烈，则需用 SPF30 的。涂搽需均匀，如在室外游泳时，有的部位如后背，就得请他人涂搽。如果出汗很多，不停擦汗，将防晒霜也擦去了，应及时补搽。一般情况下，2 ～ 3 小时应补搽一次。

朱学骏教授的护肤心得：

（1）选用适合自己的护肤品；

（2）不涂抹带香料的护肤品；

（3）生活规律，注意运动；

（4）饮食清淡，穿棉织品内衣；

（5）吃复合维生素和维生素 E 的保健品。

第四十一章

莫让"妖"龙缠上您

讲解人：朱学骏

北京大学第一医院皮肤性病科主任医师、教授

* 你听说过带状疱疹吗？
* 你了解带状疱疹后遗神经痛吗？
* 带状疱疹有传染性吗？

　　带状疱疹是一种常见的皮肤病，每个人都可能难逃它的纠缠。剧烈的疼痛，究竟从何而来？极易误诊的病症，又应如何早期发现，减少病痛？北京大学第一医院皮肤性病科主任医师、教授朱学骏为您详细解答。

* 带状疱疹——成年人的水痘

　　一天，于女士在睡午觉的时候，突然胸口感到一阵疼痛。于女士怕是心脏病发作，就连忙吃了些药，休息一会儿后来到医院检查。可是检查结果表明，她的心脏并没有什么问题。此后的一个礼拜，于女士的胸口、肩膀和背部疼痛频频。既然心脏没有毛病，那么这莫名的疼痛究竟从何而来呢？

专家提示

　　发生在于女士身上的这种情况，其实在老年人中并不少见。这个病开始时先是感到疼。疼得有些特别，往往是串着疼，而且皮肤特别敏感，碰一碰或衣服摩擦一下，就会感到疼。若疼在左胸，会怀疑心脏病；若疼在

右侧腹部，脐眼周围，就会怀疑是胆囊炎；若疼在右下腹部，会怀疑是阑尾炎。患者一般先到急诊室，或者内科，大夫会诊断疼痛待查，但是过几天，疼的地方出了疱疹，这时，谜底就揭晓了，医学上称作"带状疱疹"，老百姓俗称"缠腰龙"。

* 带状疱疹的病因

带状疱疹与水痘是同一种病毒引起的，称作水痘—带状疱疹病毒。多数人小时候得过水痘。水痘好了以后，病毒并没有完全消失，而是藏了起来，藏在神经节里头。到人老了，机体免疫力下降，它又活跃起来，沿着外周神经边复制（繁殖）、边往外走。当沿着外周神经往外走时，神经首先发炎，产生疼痛；当到达皮肤时，就出现一堆堆的水疱。带状疱疹的发病常与免疫力有关，而老年人免疫功能下降，所以绝大部分带状疱疹患者都是老年人。中年人甚至儿童，若因为肿瘤或器官移植应用了免疫抑制剂或服用激素，或因工作或学习过于紧张、劳累，也可患上本病。

* 早期诊断、早期治疗很重要

带状疱疹如不及时治疗，可出现严重的后遗神经痛。

关键是要早发现、早诊断、早治疗。像于女士这样先出现疼痛，串着疼，而且是一侧疼；几天后出现水疱，水疱往往有几堆，每堆数个或十多个米粒大小。特点是常发生在单侧，如一侧胸部、一侧腰部、一侧上肢或下肢。带状疱疹可发生在皮肤的任何部位。发生在三叉神经支配的区域，表现为一侧头痛，几天后前额、眼皮甚至眼结膜发红，视物模糊。单侧出疱是带状疱疹的特点，民

带状疱疹是由水痘—带状疱疹病毒引起的，中老年人是高发人群。带状疱疹患者往往先感到疼痛，而后的几天在眼睛、胳膊、腰部长出疱疹。如果没有发现病症，延误治疗，可能会产生严重的神经痛后遗症。

间说"缠腰龙"，在腰上围成一圈就会丧命，这是不对的。除极个别的情况外，带状疱疹是单侧发疹的。

带状疱疹的治疗有特效药，一般服药 7 ~ 10 天，症状会很快减轻。如果皮疹很重，且水疱很多，还可以静脉滴注，但一定要到医院在医生指导下治疗。如果眼睛发红，视物模糊，则一定请眼科大夫检查、指导用药。

* 可怕的带状疱疹后遗症——神经痛

带状疱疹引起的神经痛有两种：一种是发疹前、出疹时或皮疹消退不久，出现的疼痛；另一种是皮疹完全消退三个月后，还存在的疼痛，称为"带状疱疹后遗神经痛"。

带状疱疹引起的疼痛有它的特点，它跟外伤的疼不一样。因为病毒是沿着外周神经往外走的，疼痛就在神经分布的区域，是针扎样的疼，串着疼。神经支配区域的皮肤感觉过敏，衣服和它一蹭就疼，非常敏感。治疗不及时，年纪越大，带状疱疹后遗神经痛发生的概率就越大。神经痛可以持续半年、一年，甚至更长。疼得晚上睡不着觉，非常难受，严重影响患者的生活质量。

目前有的医院设有疼痛科，严重疼痛的患者需要做专业的处理。近年来，我国批准了一种专门治疗带状疱疹后遗神经痛的口服药物，需医生的处方。服用止疼药、保护神经的药，如维生素 B_1、维生素 B_{12}，或者做物理治疗，都可以使疼痛逐渐减轻。

* 带状疱疹不仅仅是皮肤疾病

曾有一位患者患了带状疱疹，她最初觉得头晕、头疼、迷糊，被送到神经内科治疗，在神经内科住了几天院后，

目前治疗带状疱疹的特效药物非常多，患者关键要做到早诊断、早治疗。只有一小部分带状疱疹患者会有神经痛等后遗症，这时要到皮肤科和疼痛科做相应处理。

身上出疱了。原来她连续加了几个班之后，太过劳累，抵抗力下降，带状疱疹病毒进入血液，成了病毒血症。就像长了一个疖子，不治疗，细菌可以进入血液引发败血症。病毒也一样，它可以进入血液，形成病毒血症。在身上出现的水痘似的水疱，严重时可进入颅内，影响大脑。一旦确诊为带状疱疹，给予治疗带状疱疹的特效药，这位患者很快就康复了。

* 带状疱疹会传染吗

带状疱疹和水痘既然是同一种病毒引起的，那这种病毒是否具有传染性呢？

水痘有传染性，假如幼儿园有一个孩子得了水痘，需要赶快隔离，隔离到痂全部掉了以后，才能再进幼儿园。带状疱疹的传染性相对较弱，但假如接触没得过水痘的小孩，会有一定危险性，现在的小孩一般都得过水痘或接种了疫苗，所以危险性不大，传染性很弱。但是，在医院病房里，若住了一位红斑狼疮患者，旁边是不能收住带状疱疹患者的。因为红斑狼疮患者治疗需要吃激素，免疫功能下降。一旦红斑狼疮患者感染带状疱疹病毒，就不是局部的带状疱疹，而可能发生带状疱疹病毒血症，身上会出疹子，而且病情会很重，所以一定要避免。若上年纪的人得了带状疱疹，最好暂时避免抱孙子孙女，等皮疹痂脱落后，再去接触孩子。

多数情况下，带状疱疹不会复发和传染。预防带状疱疹，提高免疫力、增强体质是至关重要的。

第四十二章

读懂皮肤的"语言"

讲解人：朱学骏、李航

朱学骏　北京大学第一医院皮肤性病科主任医师、教授

李　航　北京大学第一医院皮肤性病科主任医师、副教授

* 红斑是看得见的癌症吗？

* 怎样自我检查皮肤癌？

* 不当日晒会导致皮肤癌吗？

　　一个普通的小斑块，深埋疾病大隐患；一种生活小习惯，却成致命真凶手。人过中年，到底该如何认识皮肤上突然出现的斑斑点点？北京大学第一医院皮肤性病科主任医师、教授朱学骏和皮肤性病科主任医师、副教授李航带您认识皮肤上的好朋友和坏朋友，教您如何读懂皮肤的语言。

* 不可忽视的皮肤斑点

　　人到中年以后，皮肤常会出现斑斑点点，有黑色的、褐色的，也有红色的。有时斑点还会隆起。这些斑点多数情况下是皮肤老化形成的老年斑，但是千万不要忽视皮肤癌的可能性。恶性黑素瘤、色素型基底细胞癌有时很像老年斑及色素痣；日光性角化病——一种鳞状细胞癌的癌前病变，有时看起来就是一小片带有鳞屑的红斑。部分中老年朋友认为身上长斑是岁数大了的表现，只关乎美观，而追求美观是年轻人的事，故而丝毫不留意身

上的斑点变化，结果贻误时机，失去了皮肤癌的最佳治疗机会。

* 不起眼的斑点也可能是癌变

王先生今年67岁，在四年前，家人发现他的面部有一些细微的改变，王先生鼻翼左侧出现了一个小拇指大小的红包，因为不疼不痒就没太在意。可是3个月后，小包不但没有消失反而开始破溃，隐隐渗血，涂抹药膏后仍不见好转。于是，王先生来到医院做了皮肤检查。医生建议他做一个皮肤活检，看看有没有癌变的迹象。

专家提示

所谓皮肤活检，是用环钻在皮肤上钻取微小的皮肤样本，然后在实验室经过脱水、包埋、切片、染色这几个步骤对皮肤样本进行检测。

一周之后，检查结果出来了。医生告诉王先生，他得的竟然是皮肤癌，属于基底细胞癌的一种。

* 自我检查皮肤癌

皮肤癌是指由皮肤产生的一系列皮肤恶性肿瘤，常见的有基底细胞癌、鳞状细胞癌、恶性黑素瘤、乳房外帕哲病等。由于皮肤癌发生在体表故而容易早期发现，从总体上讲治疗效果要远远好于其他脏器系统的恶性肿瘤。中老年人是皮肤癌的高发人群，所以养成良好的自检习惯非常重要。

如果新发现黑色皮损，要看看结构是否不对称，边界是否不整齐，色泽是否不均匀，大小是否超过5毫米，是否持续发生变化，尤其是有无新结节或破溃发生；如果新发现的皮损是红色的，则要查看一下有无鳞屑且长期不愈合；如果新发现一处隆起的肿物，还要看看是否易破溃、表面有无分支状血管扩张。如果具备了上述皮损特点，务必找皮肤科医生检查。倘若大家觉得上述标准太复杂，那么就把握一个标准，中年以后新长出的皮损一定要到皮肤科排查一下。另外，每年例行体检时不要忘记查查皮肤。

皮肤癌最准确的诊断方法是皮肤活检病理诊断，即切取黄豆大的一块皮肤组织，制成切片后在显微镜下观察细胞的变化。在活检之前，可以用皮肤镜观察一下，皮肤镜诊断有助于避免没必要的活检。对于多数皮肤癌，比如基底细胞癌、鳞状细胞癌、乳房外帕哲病等，Mohs手术是治疗的金标准。Mohs手术的优点在于：第一，全面检测切缘，显微判断肿瘤是否切净；第二，在切净肿瘤的前提下，尽可能使手术缺损最小化，有利于成形和恢复容貌外观。像恶性黑素瘤这样比较凶险的皮肤癌，目前有指南指导治疗。总之，皮肤癌治疗的关键在于早治疗和规范治疗。

* 过度紫外线照射是肿瘤形成的重要外在因素

眼看着自己的恶性肿瘤终于经过一番治疗以后远离了自己，可是王先生却很迷茫，这恶性肿瘤到底是怎么找上门的呢？王先生平时很注意养生，一日三餐，清淡为主，不抽烟不喝酒。每天还坚持锻炼身体，由于现在退休在家，不管是什么天气都坚持遛弯，或者去公园里跟着大家做做操。累的时候就坐在太阳底下休息一下，难道这是哪里做得不对了吗？

如果您的皮肤上突然出现一个肿物，不同于其他斑点，或者出现突然的破溃，需要引起注意，及时到医院检查。另外，日光性角化病是指在日光暴露的位置，如颧骨、鼻梁、鼻尖等出现一个界线清晰的孤立性红斑，表面较粗糙。出现这种情况也应当及时就诊，日光性角化病如果不及时治疗，有可能会转化成皮肤癌。

专家提示

不当日晒目前被认为是诱发皮肤癌的重要因素，也是大家可以在生活中避免的因素。长期强烈日光照射，可以诱发基底细胞癌、鳞状细胞癌等，而少数几次极强的晒伤就有可能导致恶性黑素瘤发生。所以，不仅为了美白需要防晒，中老年朋友为了健康更需要防晒。

说到日晒，就必须讲讲紫外线了，它是阳光中一段 200 ～ 400 纳米波长的光，具体可以分为长波紫外线（UVA）、中波紫外线（UVB）和短波紫外线（UVC）。UVC 基本对人体没有影响，UVA 和 UVB 是我们的关注对象，尤其后者被认为与皮肤癌发生密切相关。应该说人类离不开太阳，无论是青少年还是中老年，适当晒晒太阳对健康都非常有益，然而不当日晒就会给人体健康造成麻烦。除了前面谈到的皮肤癌，不当日晒还会造成晒伤、日光性皮炎、皮肤日光老化等。晒伤大家都见过，暴晒时间长了皮肤发红、火辣辣的痛，甚至要脱一层皮。日光性皮炎本质是对日光过敏的一种表现，即同等日晒条件下有些人什么事都没有，而另外一些人在光暴露部位出现以瘙痒为主的皮疹。日光老化最显著的特征就是一张"饱经沧桑"的脸，当然细看起来还会有色斑、毛细血管扩张、皮肤变薄等特点。

紫外线分为短波、中波和长波三种。短波紫外线在臭氧层就被屏蔽；中波紫外线在正午时最强，可以引起晒伤，从而导致表皮、真皮和血管损伤，是日光致癌的主要波段；长波紫外线可造成皮肤即刻的红斑，主要导致皮肤发黑。

* 部分食物和药物会增加对阳光的敏感程度

日光性皮炎的发生，不仅与日晒有关，有时还跟大家的饮食和用药有关。比如服用四环素族药物后就容易发生日光过敏。日常生活中香菜、茴香等味道浓郁的蔬菜易导致日光过敏，此外，苋菜、灰灰菜等野菜也是经常导致日光性皮炎的蔬菜。当我们食用这些蔬菜后，经体内代谢产生一些光敏物质，再经太阳一照，就容易出现皮损。

* 保护皮肤　防晒很重要

日常生活中大家防晒的方法很多，比如穿防晒衣、打遮阳伞、戴防晒帽等。目前最推荐的防晒措施是涂抹防晒霜。由于阳光照射不仅有直射，还有散射和反射效应，故而只有贴身防晒的防晒霜才能发挥全方位防晒效果。

选择和使用防晒霜也是有学问的。大家观察防晒霜包装的外表面，会发现 SPF 和 PA 两个指标，前者后面标识有数字，诸如 15、30 等，后者则是以一个或多个加号来表示强弱。SPF 代表防护 UVB 的能力，数字越大说明防护时间越长和效能越强。PA 代表防护 UVA 的能力，加号越多代表效能越强。一般情况下，大家选择 SPF15 和 PA++ 就够了。如果在日光下做户外活动，最好选择防护能力再强一些的防晒霜。

涂抹防晒霜时需注意两点，一是用量要足够，二是每隔 2～3 小时要再涂抹一遍。如果大家在户外出汗较多或游完泳以后，更要注意补涂防晒霜。对于室内工作者，建议早晨出门前 15 分钟和下班前 15 分钟涂抹足够量的防晒霜。当然，不管如何防晒，应尽量避免早上 10 点至下午 4 点之间外出直晒太阳。

太阳不可不晒，但也不能晒得过度。不当日晒轻则会出现有碍观瞻的斑点，重则可以诱发皮肤癌。强烈建议所有朋友，要采取恰当的防晒措施，同时更要关注自己的皮肤变化。皮肤的变化是一种身体语言，读不懂可能会耽误大事。

第四十三章

斑点大扫除　美丽添魅力

讲解人：孙秋宁
中国医学科学院北京协和医院皮肤美容中心主任、主任医师

＊脸上有哪些常见斑点？

＊老年斑是怎样形成的？

＊老年斑如何治疗？

孙秋宁，2009 年 2 月 28 日至 3 月 1 日节目播出，时任中国医学科学院北京协和医院皮肤科主任。

无数人被皮肤上的斑点所困扰。斑点成因却出人意料。沉积的色素会给我们的皮肤带来怎样的影响？中国医学科学院北京协和医院皮肤美容中心主任、主任医师孙秋宁，将为您揭开皮肤长斑的奥秘。

＊脸上的斑点有哪些

皮肤上的常见斑点有很多种，根据它的形态可以分成如下几类：

第一类是黄褐斑。黄褐斑有时见于妊娠期的女性，表现为面部有褐色或者浅棕色的斑片，两边是对称的。还有些女性，长黄褐斑没有任何原因。黄褐斑日晒以后颜色会加深。一般对称分布于面部两侧的是黄褐斑。

第二类是很常见的面部的色素斑，叫作脂溢性角化病。原先叫作老年疣，后来发现实际上有些人还没有到老年，三四十岁的时候也会发病。一般情况下皮肤越白发病越早，而且出现的比例比较高。这种斑刚开始是很小的、扁平的，渐渐的越长越清晰，呈淡褐色、褐色或

者黑色，可以逐渐增大，经常发生在面部的侧缘，也就是太阳穴的上下部位。随着年龄的增大，斑的数量可能会增多。

第三类面部斑点是雀斑，也很常见。最早的是 5 岁发病，但是青春期发病的比较多见，日晒以后容易加重。雀斑在鼻子周围发病的更常见。

第四类面部色素斑比较少见，叫作面部褐青色痣，这是在对称的两侧面部，有一些浅褐色的或者淡蓝色的斑点，有时额头也会有一些。

第五类是一些原因不明的面部色素沉着，比如因化妆品使用不当、使用的时间太长，还有长期乱用激素类的软膏。时间长了以后，皮肤会出现一些不均匀的色素沉着。

* 什么是老年斑

人到了中年以后身体的许多机能都开始走下坡路，面部细胞和组织也有一些逐渐退化和衰老的现象，还有就是有一些遗传的因素。有的人家族当中就容易长这种脂溢性角化病，叫作老年斑。另外，皮肤越白长老年斑的机会就越多，所以黄种人、黑种人与白种人相比，白种人发生老年斑的概率更高。如果皮肤特别白，而且家族里又有很早或三四十岁就出现老年斑的亲属，在保养方面就要注意。

还要注意的是，并不是所有老年人到了一定年龄都会长老年斑。只是中老年是老年斑发病的一个高发的年龄段，这也跟遗传和外界的因素有一定的关系。

* 老年斑的形成

日晒更容易促进色素斑的生成。常洗脸间接也会对皮肤起到不好的作用，容易出皱纹和加重色素沉着，因为对皮肤过度的刺激也是加重色素沉着的因素。一般一天最多洗脸两次就可以了，洗脸次数跟皮肤本身的状态有关系，如果非常油或者是长痘痘的皮肤就可以多洗；如果皮肤本身就很干燥，清洗次数多可能不仅不会保养皮肤，而且对皮肤过度刺激会加快老化，也就是说可以加快色素斑的生成。

另外，脂溢性角化病除了有遗传的诱因，日晒也是一个很重要的诱因。如果有遗传因素，而且经常暴露在日光条件下，面部就容易长一些色素斑。除了日光性角化病之外，雀斑也会在日晒的情况下加重。还有像黄褐斑、色素斑等，日晒后都会加重。

多喝水确实对身体有一定的好处，但是并不是说喝水越多对身体越好。因为如果皮肤的水分增加了很多，但是外界的空气很干，皮肤为了跟外界保持平衡就将水分全部挥发到空气当中去了，所以皮肤还是处于一个干燥的状态。什么样的情况下能够把皮肤的水分保住呢？就是平时护肤的护肤霜，尤其是保湿的产品，其中含有一定的油脂，可以保持水分不挥发到空气当中去，所以能起到保湿的作用。

> 洗脸太频繁会加重皱纹和色斑形成，日晒会促进斑点形成。多喝水并不能预防斑点的形成，同时也不能起到保湿的作用，保湿要靠涂护肤霜来锁水。

* 老年斑的预防和治疗

人到了老年，甚至是从中年开始，由于皮肤老化或者是某些疾病的原因，皮肤上除了出现黑色之外，还会出现白色、褐色，甚至是黄色、红色的斑点。有很多人认为水果皮对皮肤的保养有好处，因为水果和蔬菜里面含有大量的维生素 C。维生素 C 无论是对皮肤还是身体的其他器官都是很好的营养补充剂，但维生素 C 是一种水溶性维生素，搽到皮肤表面经皮吸收的量是很少的。也就是说，维生素

C吃下去通过消化道能吸收，但是通过皮肤很难吸收。皮肤能够吸收的维生素主要是脂溶性维生素。所以用水果、蔬菜汁来敷皮肤，有一点点作用，但是绝不像想象的那样会起到很好的补水、保湿的作用，更不会有祛斑的作用。

老年斑用激光治疗非常有效，可能需要多次治疗，这种激光治疗不会留下疤痕。激光后同一个部位长斑的可能性不大，但是其他部位可能还会长斑。对老年斑的预防，要加强局部皮肤的按摩，还有劳逸结合，适当地休息，不要经常熬夜，注意锻炼，并且均衡饮食。

＊其他斑点的预防和治疗

有些人身上或者胳膊上出现小红点，有的是平的，有的是凸出来的，这种红点医学上叫作血管痣；有的时候还像一个蜘蛛一样，叫作蜘蛛痣。这与遗传有关系。所以，身上偶尔有几个红点，甚至蜘蛛痣，对身体是没有大碍的，如果长到面部有碍美观，用激光治疗效果也是非常好的。

黄褐斑的发病率很高，如果用激光治疗效果不是很明显，用什么方法更好呢？如果已经长了黄褐斑，一定要避免日晒。妊娠的因素会使黄褐斑加重，所以，妊娠的时候长了黄褐斑也不要紧，妊娠结束以后即可以消退。不要乱用化妆品，有一些不太好的化妆品可以加重黄褐斑。黄褐斑可以外用一些药物，比如使用氢醌霜，再通过中药的治疗，调整内分泌，对黄褐斑有很好的疗效。

有很多人脸上会有小黑痣，小黑痣用激光治疗效果不会很好，激光治疗用的是二氧化碳激光，在烧灼的过程中可能会落下小的疤痕。目前来说，这种激光治疗对色素痣的治疗效果不是很好。

水果皮敷皮肤有一点点作用，但是对祛斑没有任何作用。老年斑用激光治疗效果非常好，同时要加强局部皮肤的按摩来预防老年斑。

血管痣用激光治疗效果是很好的，黄褐斑和小黑痣用激光治疗效果不好。

第四十四章

皮肤问题　不容迟疑

讲解人：孙秋宁
中国医学科学院北京协和医院皮肤美容中心主任、主任医师

孙秋宁，2013 年 5 月 14 日节目播出，时任中国医学科学院北京协和医院皮肤科主任。

* 你知道人体面积最大的器官是什么吗？

* 肤色可以看出人体是否健康吗？

* 指甲看健康可以看出哪些问题？

皮肤是人体最大的器官，全身皮肤的总重量加起来，占人体体重的 5%～15%。皮肤覆盖在全身，具有不可替代的屏障作用。它能防止体内物质向外流失，同时也阻止外界有害物质侵入，保持人体内环境的稳定，同时也参与人体的新陈代谢。皮肤疾病不容小觑，中国医学科学院北京协和医院皮肤美容中心主任、主任医师孙秋宁带您认识皮肤疾病。

* 皮肤的结构：表皮、真皮、皮下组织

皮肤分为三层：表皮、真皮和皮下组织。表皮就是皮肤最表面的一层；第二层是真皮层，真皮层有血管，还有结缔组织；第三层是皮下组织，汗腺、皮脂腺、毛囊都在皮下组织里，它们的根部都在皮下组织。皮肤还包括毛发，甚至指甲也属于皮肤的范围。

* 皮肤红是好事吗

脸色红可能有多种原因。激动、兴奋会导致脸红；使用一些不合适的化妆品或者洗涤品，也会引起脸色发

189

红；有些心脏病也会表现为脸色红。皮肤可以反映一些问题，但是由于它不是唯一和最重要的反映内脏状态的器官，所以，如果担心内脏器官有什么疾病，还需要做相应的检查。

* 产生蜘蛛痣不要恐慌

肝脏是一个解毒的器官，在肝硬化的晚期，它的解毒功能出现障碍，就会表现为人身体上蜘蛛痣增多。蜘蛛痣是发生在脸部、颈部、手部的一种形象很像蜘蛛网样的病。但要注意，不是一出现蜘蛛痣就是肝硬化，但是肝硬化的晚期有可能会出现一些蜘蛛痣。

* 皮肤是抵御外界侵袭的第一道屏障

皮肤是人体的保护器官，是人体的第一道屏障。当它受到外界侵袭的时候，会有一些疾病发生，如皮肤瘙痒、皮肤过敏、皮肤干燥，这些都是皮肤本身的一些问题。

* 透过指甲看健康

代谢性的疾病，例如甲状腺功能异常或者肾上腺皮脂功能异常等，会表现在许多方面，出现心慌、心率慢、全身没劲等症状，有时候指甲也会有所改变。一般情况下，营养状态比较好的时候，指甲就长得比较饱满。另外，指甲也会受遗传因素的影响。

* 指甲不能长期处于潮湿状态

有一些中老年的家庭主妇比较勤快，因为家务活特别多，整天洗衣服、洗东西等，洗后没有把手擦干，手经常是湿的状态。她们的指甲可能有点发黄，甚至有点发绿，这是因为指甲被一些比较浅的霉菌感染。因此，不要让指甲或者手总是处于潮湿的状态。

* 指甲的常见疾病——甲沟炎

甲沟炎实际上是一种继发性的损害。也就是说，因为指甲破坏了皮肤，然后引起局部的化脓感染。像运动员等特殊职业，需要经常跑、跳，指甲受损伤很厉害。指甲扎到肉里面，会继发细菌感染。实际上甲沟炎是一种严重的细菌感染。

* 老年斑是正常的黑色素沉着

老年斑，医学上的术语叫作脂溢性角化病，是皮肤老化的表现，有一些色素沉着反应。而且还有一个现象，就是年轻的时候皮肤越白，到了一定的年龄，越容易出现这种老年斑。那么为什么以前叫老年斑，现在统一的名称叫脂溢性角化病？因为它跟年龄并不一致，不是越老出现的概率越高，有的人30多岁可能就出现，受遗传因素影响。

皮肤有增生，老年斑也好，脂溢性角化病也好，或者蚊子咬过长的疙瘩也好，如果反复刺激，都可能会癌变，这在理论上是成立的，但是好在东方人的皮肤癌病变率不是很高。偶尔的一个老年斑，刮胡子刮破了，还不至于造成这种癌变。但是如果出现这种情况，建议去医院检查一下。因为蹭破了以后可能会感染，如果发生感染，好了以后又蹭破，这种属于反复地刺激。如果成百上千次地刺激，理论上讲，就是一个恶性增生的过程。

甲沟炎是严重的细菌感染，修剪指甲不当、运动损伤、指甲畸形都会诱发甲沟炎。特别要提醒的是，老年人需要防止指甲嵌入肉里而继发感染，此时修剪指甲要得当，指甲一旦发生红、肿、热、痛就要警惕甲沟炎的发生，需及早进行治疗。

老年斑是色素沉着的表现，老年斑形态不尽相同，身体出现斑点不要自行诊断。特别提醒的是，老年斑要避免破溃，防止反复感染，以免发生恶性增生。

第四十五章

皮肤养护宝典

讲解人：孙秋宁
中国医学科学院北京协和医院皮肤美容中心主任、主任医师

孙秋宁，2013 年 5 月 15 日节目播出，时任中国医学科学院北京协和医院皮肤科主任。

* 出现皱纹都是皮肤老化吗？

* 皮肤过度控油会产生皱纹吗？

* 皮肤酸碱度可自我调节吗？

* 常见的护肤误区有哪些？

皮肤有酸碱度吗？哪种肌肤最健康？如何破解肌肤疾病密码，永葆青春延缓衰老呢？中国医学科学院北京协和医院皮肤美容中心主任、主任医师孙秋宁为您解答。

* 二三十岁出现的皱纹并非皮肤老化

不同的年龄、不同的季节，甚至在不同的地域，人的皮肤状态是不一样的，比如冬天或者是风沙特别大的春天、秋天，还有北方地区，皮肤就容易干，这时就要以保湿为主。男性和女性的皮肤也不一样，年龄大的和年纪小的又不一样，比如年轻的女孩子在十几岁、二十几岁青春期的时候，皮肤一般比较油。

二十多岁出现的皱纹和五六十岁出现的皱纹是不一样的。二十多岁出现的不是显性的皱纹，也就是说，照镜子的时候离得特别近又挤眉弄眼的时候出现的皱纹，不是真正的皱纹，它叫隐性皱纹。

* 正常皮肤呈弱酸性

科学研究证明，面部皮肤的 pH 值是弱酸性的，弱酸性的环境让皮肤感到不干不湿。如果偏碱性，皮肤就会感到很干。皮肤干的时候会紧绷，首先自己觉得不舒服，其次容易出现皱纹，最后还会减弱对外界的抵抗力，所以，应该让皮肤保持弱酸性的环境。

* 皮肤过度控油会产生皱纹

是否需要彻底清洁面部实际上和年龄有关。五六十岁的时候，皮肤不太出油，就不能过度清洗了。如果洗得太厉害，会觉得皮肤很干、很不舒服，这个时候就会促进皱纹的产生。如果一定要洗的话，洗后要抹一些保湿的护肤品，滋润一点的，把皮肤本身的水分保持住。

* 皮肤酸碱度可以自我调节

皮肤有自我调节的能力。即使不小心过度搓洗导致皮肤的 pH 值变成偏碱性的状态，也不用过于担心，这时可以使用护肤品保护。因为皮肤本身会分泌物质，加上护肤品的帮助和保护，皮肤通过自我调节，可以再恢复到弱酸性的环境中。当皮肤的自我调节能力下降，甚至减退的时候，才会出现老化现象。当皮肤非常干，感觉不舒服，甚至一出门有刺痛感时，就说明皮肤的保护不够了，需要抹一些护肤霜。

* 护肤误区：大量饮水

小李为了让自己皮肤更好，所以上网搜索保护皮肤

皮肤处于健康状态呈弱酸性，保持弱酸环境不被破坏，日常护肤中要使用润肤剂，过度控油会使皮肤加速产生皱纹，老年人油脂分泌减少，要避免清洗过度。

的方法，她发现大家提得最多的就是要多喝水，因为这样可以补充皮肤的水分，让皮肤一直湿润嫩滑。于是她每天都会喝几杯水，这种方法真的管用吗？

专家提示

多喝水确实对人体有好处，可以加速新陈代谢，还可以通过肾脏把人体的一部分毒素排泄出去。但是不是喝水越多皮肤越好呢？这就不一定了。大家都知道一个常识，水在空气中是可以挥发的，也就是说，即使水喝得特别多，到了皮肤以后如果没有一层油脂把它保护住，水也会随时挥发到空气中。而且，肾脏作为人体重要的排泄器官，主要功能是过滤形成尿液并排出代谢废物，调节体内的电解质和酸碱平衡。可以想象，喝的水越多，体内含水量越高，如果真的都积聚在体内，人的皮肤就会变成水肿状态。实际上，皮肤的含水量是有一定限度的，肾脏会把人体内多余的水分排泄出去。所以，过量饮水并不能使皮肤增加含水量。

* 护肤误区：大量摄入蔬果

吃蔬菜、水果对人体所有的器官都是有好处的，蔬菜、水果含有的 B 族维生素、维生素 C，是皮肤、头发、指甲等器官必不可少的。但并不是说吃进去的 B 族维生素、维生素 C 或者吃进去的水果、蔬菜越多对皮肤越好，这不是一个正比的关系。因为人体吸收维生素有一定的限度，达到极限的时候，再多的维生素人体都无法吸收。所以保证一天食用的维生素够量即可，并不是吃得越多对皮肤就越好。

人体皮肤可以自我调节酸碱度。饮水过多、摄入蔬菜水果过多，都是护肤误区，它们都不能使皮肤变好。

* 蔬果食物制作面膜　无科学依据

民间有很多偏方或者经验疗法，如把珍珠粉、鸡蛋清甚至牛奶和起来涂抹皮肤，这些是缺乏科学依据的。如果当时涂抹以后觉得脸上舒服，这是可以做到的，因为这些方法本身就是为脸上增加了一层滋润的东西。皮肤是一个弱酸的环境，那是不是越酸越好呢？如果用一些特别酸的东西，比如说橘子等可不可以？这也是不行的。如果这些自制面膜使用过多，可能会对皮肤造成刺激反应，引起不适。

* 民间止痒方法可能会对皮肤产生刺激

民间有一些止痒方法，比如用一点蒜、用一点姜，使用不当可能会对皮肤产生刺激。其实很多的外用药作用要比它们强很多，患者完全可以用正规的药物进行止痒。蒜、姜等纯植物在止痒的同时，实际上也会刺激皮肤。

单纯干燥引起的皮肤瘙痒，可以通过涂抹润肤霜如凡士林等来缓解，而产生风疙瘩（荨麻疹）的皮肤瘙痒，要到医院就诊，可能需服用抗组胺类的药物治疗。

自制面膜不可取，不慎反而还会引起过敏等皮肤不适。冷水洗脸可以促进面部血液循环，但并不适合每一个人。要彻底清洁肌肤，适宜用温水。

第四十六章

降服"妖"龙

讲解人：张建中
北京大学人民医院皮肤科主任、主任医师

* 带状疱疹是皮肤疾病吗？
* 带状疱疹的典型症状和感冒相似吗？
* "缠腰龙"有传说中那么可怕吗？

神秘疼痛骤然侵袭，疾病背后暗藏乾坤。到底是一种什么样的疾病让患者如此痛苦？奇怪的疼痛，到底从何而来？生活中我们该如何分辨突如其来的疼痛？北京大学人民医院皮肤科主任、主任医师张建中为您解答。

* 带状疱疹和水痘源于同种病毒

55岁的赵女士，是一个性格十分刚毅的女人。她脸庞红润、腰板直挺，很难让人相信她已经年过半百，这都要归功于赵女士常年坚持游泳锻炼。可是一天早上，赵女士起床的时候忽然发现，自己的肚子上有一些小水疱，用手一摸密密麻麻的，有巴掌大小的一片，但是既不疼也不痒，所以她也没有放在心上。可是没过几天，赵女士的下腹部就开始疼起来，无论是坐着还是站着都不舒服，就连平常走路都得小步挪着走。备受煎熬的她决定到医院进行检查，可是当赵女士开车去往医院的途中，下腹部的疼痛又侵袭而来，这次竟然让她疼得连背都挺不起来。为什么疼痛一而再、再而三地侵袭她的身体呢？

冬天寒冷，呼吸道感染比较多。感冒就是以呼吸道的病毒感染为主。带状疱疹和感冒的道理是一样的，只不过它是皮肤和神经的病毒感染。它和水痘是同一种病毒，叫作水痘—带状疱疹病毒。

水痘一般是原发性感染，这种病毒第一次到人体是经过呼吸道，所以它是经过呼吸道感染的。水痘是全身性的发疹。得完水痘以后，病毒并没有完全除掉，病毒仍留在脊神经的感觉神经根里面，潜伏下来。等到人体抵抗力低的时候，比如劳累、着凉、紧张，病毒会再次侵袭。

* 带状疱疹的典型症状和感冒相似

带状疱疹是病毒感染，所以跟感冒一样，很多人在起疱疹之前会感觉懒洋洋的，或者有低热，甚至有些关节肌肉疼痛。等到带状疱疹真正发生的时候，在被侵犯的神经部位会感到疼痛，比如耳后、肋间，甚至四肢。疼痛三四天以后会发疹，疹子有特点，一般来讲它是在身体的一侧，即单侧发生，不会越过对侧，所以开始时会出现半边带状疱疹。带状疱疹发生的位置没有规律，只要有神经分布的地方就可以长带状疱疹。但是最多见还是肋间、体神经、胸部、腹部，其次就是面部。面部有三叉神经，严重的可以导致三叉神经麻痹。仅是疼痛不长疹子的人往往被误诊成各种各样的病，如阑尾炎、心绞痛、胆囊炎等，所以要注意根据疼痛的性质来确诊。带状疱疹的疼痛有特征，有的人说像刀剜一样，有的人说像电击一样。一般来讲，带状疱疹的疼痛时间是1～2周。

沿着神经分布的地方都可以出现带状疱疹。但也有极少数人不出疹子。带状疱疹的疼痛属于神经性疼痛，通常会持续1~2周。

* "缠腰龙" 没有传说中那么可怕

带状疱疹大都只长在身体神经的一侧，所以民间所说"缠腰龙"缠身一圈就会导致死亡的说法是不正确的。但是带状疱疹的危害却不容小觑。只要及时就医就能避免带状疱疹的后遗神经疼，治疗后遗神经疼需采用抗病毒药物、抗炎药物和营养神经的药物，三者结合就能很快康复。

虽然经过治疗赵女士的带状疱疹基本已经康复，但是她仍然很担心。因为听说这个带状疱疹又被叫作"缠腰龙"，"缠腰龙"如果缠身一圈，人就会被"缠"死。难道带状疱疹真的这么可怕吗？

专家提示

"缠腰龙"是民间的一种说法，也有的叫"转腰龙"，有的叫"火丹"，有很多名字。其实没有民间传说的那么恐怖，因为它是外周神经的病变，所以它一般侵犯一根神经，极少侵犯两根神经。因此带状疱疹都是在身体的一侧，不会到对侧，到对侧就是另外一根神经了。即使侵犯两根神经，及时治疗也不会致命。

第四十七章

解除头等危机

讲解人：张建中

北京大学人民医院皮肤科主任、主任医师

* 男性为什么更容易脱发？

* 你知道脱发有哪些早期表现吗？

* 脱发如何治疗？

是什么原因让我们的头发"大撤退"？有何妙招能够守护这片黑色森林？大把大把地脱发，到底谁才是罪魁祸首？如何才能摆脱脱发的苦恼？北京大学人民医院皮肤科主任、主任医师张建中为您解答。

* 男性型脱发医学上称为雄性激素源性脱发

27 岁的吕先生担当哥哥的婚礼司仪，可就是这重要的一天让他大受打击。婚礼结束后，大家聚在一起聊天，有宾客问吕先生是不是新郎的哥哥。听到这句话的时候，吕先生的心里很不是滋味，自己可是比新郎小了整整五岁，只因为头顶上头发稀少，人生好像一下子从一个年轻的阶段步入了老年。从此吕先生就像完全变了一个人似的，以前特别爱热闹，性格十分开朗，现在不仅不怎么爱说话，就连朋友聚会都不愿意参加，整日待在家中，满面愁容。

专家提示

头发的生长分为三个阶段：生长期、退行期和休止期。头发生长几年以后要休息一段时间，然后再开始生长。很多人都掉头发，但是并没有感觉头发少，因为它掉了以后还会长出来。

每个人头发大概有 10 万根，呈周期性的生长，平均生长 3 年。3 年以后会停下来。从生长的阶段，到停止的阶段，中间有 3 个星期的过渡。

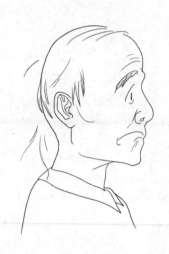

脱发患者的情况不一样。可能是头发的生长期缩短，掉的头发增加，还可能是头发的毛囊发生萎缩，其实毛囊还在，只是变成一个脆毛囊，形象来讲，就是从一棵大树变成一棵小树苗。由于男性体内的一种雄性激素——二氢睾酮高了，导致头发生长期慢慢缩短，生长的头发减少，脱落的头发增加，医学上称为雄性激素源性脱发。

女性也会存在雄性激素源性脱发，但是临床上男性比女性更为常见。因为它和雄性激素相关，女性的肾上腺也能产生一些雄性激素，所以女性也有这种脱发，只不过发生得比较少、比较轻。

* 鬓角前额发际上移为脱发的早期表现

其实早在吕先生 22 岁，还在上大学的时候，脱发的现象就已经出现了。每次当他到理发店理完发时，总是

每根头发都会经历生长期、退行期和休止期三个阶段，头发掉了还可以重新长出来。脱发和雄性激素中的二氢睾酮密切相关，女性也会产生雄性激素，因此也会出现雄性激素源性脱发。

会发现自己的鬓角长短不一样，吕先生感到很奇怪，就向理发师询问。理发师告诉他，鬓角是原本的长度，并没有给他剪短，很可能是吕先生总是掉头发的原因。吕先生回过头来想，可能是最近经常熬夜的结果，头发才会掉得这么厉害，只要生活规律了，就不会再出现这种情况了。可是吕先生怎么也没有想到，掉头发的困扰一直纠缠了他整整 6 年。

专家提示

男性在 20 岁以后，头发掉得多了，比如每天超过 100 根，或者前额、鬓角的发际上移，都是脱发的早期表现。如果两个鬓角和头顶，凹进去以后形状像个"M"，这叫 M 形脱发。如果后脑勺像出来个地中海似的，周围是"陆地"、中间是"海洋"，这叫地中海型脱发。

脱发跟熬夜、生活不规律有一定的关系，但不是最主要的关系，最主要的问题还是遗传。要注意自己家里人，父亲、母亲、爷爷、奶奶、姥姥、姥爷，这些人有没有脱发的。只要三代家族史为阳性，就认为是遗传性的。这种男性型脱发大概 70% 可以找到遗传史。所以有脱发遗传背景的人，如果 20 多岁就开始脱发，一定要早期干预、早期治疗。

*脱发需综合治疗　坚持服药疗效佳

脱发让吕先生的生活蒙上了一层阴霾，为了摆脱掉发的困扰，他用尽了各种办法。在一次和朋友的聊天中，吕先生听说了一种洗头膏可以治疗脱发，于是他就买了几个疗程的剂量来使用，可是过了大半年的时间，不仅自己脱发的情况并没有好转，而且每次活动后一出汗，

男性超过 20 岁，如果每天掉发超过 100 根，或者鬓角前额发际上移，这些都是脱发的早期表现，如果不提早关注这些表现会让脱发越来越严重。

70% 的男性脱发都和遗传有关。熬夜等生活习惯不规律只是诱因，遗传的原因是无法摆脱的，但是令人庆幸的是，剩下的 30% 的命运是可以逆转的。

头发上的味道特别刺鼻。为了改善自己的脱发状况，吕先生可是想尽了办法，每次拿到报纸，他连报纸缝都不会放过，生怕遗漏了一个能够治疗脱发的信息。可是吕先生怎么也没想到，大量的时间和金钱的耗费，换来的只是一次次的失望。

专家提示

雄性激素源性脱发的治疗是综合性的。首先是口服药物治疗，可以用非那雄胺。非那雄胺可以抑制从睾酮变为二氢睾酮中间的酶，这个酶被抑制以后，睾酮就不能变为二氢睾酮，所以二氢睾酮破坏毛囊的作用就被抑制了。但是睾酮还在，所以男性的性征是不受影响的，这是最重要的一个药物。男性是用非那雄胺，女性是用螺内酯，螺内酯也是对抗雄性激素的。其次是外用药物治疗，可以用米诺地尔。口服和外用药物结合起来，治疗脱发，而且要长期坚持。

男性脱发实际上就是头发从正常的毛发变成脆毛、汗毛的过程；通过逆方向治疗，就是让毛发从细短慢慢变粗、慢慢变长，最后恢复到正常的毛发。

头发的生长是一个非常缓慢的过程，药的作用也是缓慢的，一般的脱发患者需要治疗两三年甚至更长。从科学的角度讲，通过药物来抑制蛋白，治疗脱发，当停止吃药，药物的作用没有了，蛋白又活了，又作用于毛囊，让毛囊萎缩，所以现在没有找到一种药可以长期有效地治疗脱发。

脱发要进行内服药及外用药的综合治疗。因为药物有营养头发抑制雄性激素的作用，所以一定要谨遵医嘱，坚持服用。脱发要到正规的医院进行正确治疗。

第四十八章

顺滑头发的奥秘

讲解人：**杨淑霞**

北京大学第一医院皮肤科副主任医师

* 引起头皮屑的原因是什么？
* 顺滑头发怎样正确洗发？
* 挑选洗发水有哪些学问？

拥有一头秀丽的头发是每个人的梦想，世界卫生组织公布的健康标准中，第三条就是头发要有光泽、无头屑。那我们如何才能保证自己的头发健康呢？北京大学第一医院皮肤科副主任医师杨淑霞为您解答。

* 头皮屑是怎样产生的

皮肤表面覆盖着一层特殊的结构，叫作角质层，是由死亡的角质形成细胞组成的。正常情况下，角质层的细胞每天都会脱落，因为细胞相互间分离，呈单个细胞脱落，所以我们的肉眼是看不见的。但在某些异常的情况下，这些细胞不能正常分离，几十个甚至上百个连在一起共同脱落，形成肉眼可见的白色鳞屑，这就是我们所说的头皮屑，此时可能或多或少会有一点瘙痒感，但是头皮的颜色是正常的。还有一些人情况会更严重，出现头皮红肿，甚至出现渗出结痂，这时就称之为脂溢性皮炎。脂溢性皮炎和头皮屑的病因是一样的，只是它们的程度不同而已。

* 产生头皮屑的源头

引起头皮屑的三个主要原因是：真菌、皮脂和个体易感性。第一个因素是真菌，它是我们最早认识到的主要病因。引起头皮屑的真菌叫作马拉色菌，在很多去屑洗发水中都加有抗真菌成分，可以有效地减少或者抑制头皮屑的产生。第二个因素，也是形成头皮屑的一个最关键的因素，就是皮脂。我们知道孩子很少产生头皮屑，其原因就是青春期前皮脂腺还没有发育，没有皮脂的分泌。青春期以后随着皮脂腺的成熟，有些人就会逐渐出现头皮屑。为什么头皮产生皮脂就可能出现头皮屑呢？这和头皮上寄生的真菌——马拉色菌有关。这种菌可以把皮脂中的甘油三酯分解成游离脂肪酸作为它的食物。皮脂丰富时这种真菌就可以过度地生长繁殖，同时产生过多的游离脂肪酸，引起皮肤的炎症反应。当炎症反应很轻时，头皮没有明显红斑，仅仅会出现头皮屑。第三个因素就是个体易感性。不同的人在具有相同的皮脂和真菌寄生的情况下，不一定都有头皮屑或者相同程度的头皮屑，这就是由个体易感性决定的，这是一种先天的遗传素质。另外，紧张、焦虑、生活不规律，以及某些疾病都可以引起或加重头皮屑。

为了减少头皮屑，首先要及时清除过多的皮脂和寄生真菌，也就是适当地使用去屑洗发水。此外，要去除加重头皮屑的各种因素，例如精神紧张、心理压力大、熬夜等。

* "城市头皮屑"大战"农村头皮屑"

国内做过一个关于不同人群头皮屑情况的流行病学调查，结果显示，在皮屑比较重的这部分人群中农村人所占比例大。原因可能是清洁不够，皮肤表面的微生物生长得比较多，也可能是受风吹日晒的环境影响；而在头皮屑比较轻的人群中，城里人所占比例大。但是在无头皮屑的这部分人群中，则以农村人为主。虽然目前还没有充分的数据能够解释这个结果，但医生推测，由于城里人压力相对较大，容易使人进入亚健康状态，从而出现头皮屑。另外，饮食结构也不同，比如城里人摄入高脂高热量食物较多，会增加油脂的分泌，所以城里人有头皮屑的较多；而农村人由于卫生条件所限，一旦患有头皮屑则比较重。

* 顺滑头发从认真梳头做起

头皮健康才能有健康的头发。正确的头皮按摩可以改善头皮的血液循环，有助于头皮保健。老话说"发宜常梳，齿宜常叩"，但是这个"梳"是有讲究的。首先是要选择合适的梳子，梳齿不要太密，硬度不要太大，可使用木梳或牛角梳。其次是梳头的力度要适中，不要使劲刮头皮，否则对头皮有害无利。其实我们的十指本身就是很好的"梳子"，梳头时用指腹按压头皮并从前向后移动，这有利头皮健康。

手指是我们最好的梳子，适当地做一些头皮按摩，有利于头皮健康。

* 顺滑头发从正确洗头做起

要拥有健康的头发，应该减少对头发的人为损伤。常见的损伤因素包括：不适当的清洗和梳理，过度热吹风、染烫、日光照射等。日常洗发要注意洗发的频率、方法和洗发水的选择。洗发频率应该个体化，如果一个人出油比较多，生活或工作的环境很脏，或者经常使用发胶之类的东西，就应该多洗，可以一两天就洗一次。反之，如果一个人出油不多，头皮很干，生活工作的环境非常干净，这时就没有必要洗那么勤了，一周洗一两次，最多三次就够了。

对于留长发的人，还应该注意正确的洗发方法。大家习惯的洗发程序是把淋湿的头发堆到头顶上进行揉搓，实际上这个过程对头发有明显的伤害。正确的方法是，把干发梳通后用温水淋湿，洗发水先在手掌上搓出泡沫，再均匀地涂在头发上并由发根向发梢进行清洗，温水冲净后用干毛巾将多余的水分吸干，再自然晾干或低温电吹风吹至八成干。长发者建议使用护发素，淋洗型或免洗型都可以。另外还有一些人洗头的时候习惯用指甲抓挠，否则就觉得洗不干净，这也是个误区。洗发水中含有表面活性剂，可以通过轻柔的揉洗很有效地把头皮油污洗掉，所以没有必要用指甲使劲地去抓，过度的搔抓会损伤皮肤。

把洗发水均匀地涂抹在头发上，顺着头发的方向清洗，避免使劲抓搓，更不要湿发梳头，洗完后自然晾干最好。

* 挑选洗发水学问多

选择洗发水前，首先要明确自己的头发属于什么类型的，一般洗发水都标有适于何种类型的头发。如果头皮出油比较多，头发比较健康，没有染烫等损伤，则可以选择针对油性发质的清爽型洗发水；如果头皮出油不多，头发干枯、毛糙，可以选择针对干性发质的洗发水；如果染烫频繁，头发受损严重，还可以选择专门的深度护理洗发水；如果头皮出油适中，也没有明显的头发损伤，可以选择中性发质使用的洗发水。其实，各种类型洗发水的区别主要在于洗发水中清洁成分和护发成分所占比例大小。头发越长、染烫越频繁、头发越干糙，越要选择护发效果强的洗发水，而且一定要配合使用相应的护发素。各种品牌间相同类型的产品洗护效果有一定的差别，所以最好先选用针对自己发质的试用装。评判洗发水是否适合自己的简单标准：第一，能洗干净；第二，洗完后头皮不干涩，头发顺滑易梳理，不起静电；第三，

选择好适合自己的洗发、护发产品后可以长期使用，没有必要经常更换，因为各种产品中都会加香精、防腐剂，还有一些表面活性剂，频繁更换产品对那些敏感的人来说，可能会增加接触性皮炎的风险。

不会导致头皮屑增加。

　　当有头皮屑时，可以选择有去屑作用的洗发水，一般在产品包装上都有标注。不同品牌产品中添加的具有去屑功能的成分不同，所以也需要试用，如果能够达到满意的治疗目的，就应该长期坚持使用。有人说"用去屑洗发水没有用，一停就犯"，这是一个误区。前面讲过的头皮屑形成的各种因素都是不能从根本上改变的，所以头皮屑不可能根治，因而要维持去头屑的效果，就应长期使用对自己有效的去屑洗发水。

第四十九章

"头"等大事——首当其"充"

讲解人：杨淑霞
北京大学第一医院皮肤科副主任医师

* 每天掉多少头发算是正常的？

* 检测是否脱发有哪些小诀窍？

* 哪些原因会导致脱发？

　　头发指的是长出头皮的那一部分，在头皮里，也就是在毛囊中的部分，叫作发根。发根和毛囊之间有非常牢固的附着。长出头皮的发干是由角化细胞组成的，受损伤以后不能自行修复。黄种人的毛囊是 10 万个左右，毛囊的数量在胚胎时期就已经固定了，而且每个毛囊中仅存有一根毛发，所以出生以后，采取反复剃头等方法不会改变头发的数量。那么，如何判断自己的掉发是正常还是属于脱发？哪些原因会导致脱发？北京大学第一医院皮肤科副主任医师杨淑霞为您解答。

* 一根头发的"一生"

　　其实毛发生长就跟植物一样，也是呈周期性的，分别经过生长期、退行期和休止期，只有处于生长期的毛囊才会生出头发。有一些女孩子想留长发，却怎么也不能达到理想的长度，而中国长得最长的头发有四米多，为什么有这么明显的差别呢？这是由于头皮毛囊生长期可以持续 2～7 年，同时每天的生长速度是 0.27～0.4

毫米，即一个月大约长 1 厘米。生长期长、生长速度快的个体才可能长出特长的长发，一般人则是 30 ～ 90 厘米。生长期后进入退行期，毛发停止生长，大约三周以后进入休止期，也就是休眠状态，为下一个生长期做准备。这时候的毛根和毛囊之间的附着力非常小，在梳头洗头时受到很小的外力就会脱落，而不会感觉到疼痛。

头发的生长周期分为生长期、退行期和休止期，一般来讲头发的生长期是 2 ～ 7 年。

* 每天掉多少头发算正常

理论上，头发每天掉 100 根以内是正常的，休止期中没有脱落的头发在下一个生长期早期会主动脱落。对于短发男士来说，不易发现脱发现象。由于我们不一定能够收集到所有脱落的头发，所以，当我们收集到的脱落的头发每天有 50 ～ 70 根，就属于脱发较多的了，提示可能出现了脱发性疾病。有时候用手轻轻一捋头发就会掉一把下来，也是脱发异常增多的表现。

* 检测是否脱发的小诀窍

第一个方法叫拉发实验，也叫作轻拉实验，就是用拇指和食指捏住二三十根头发，轻轻牵拉，如果在牵拉过程中掉了四五根或者更多的头发，说明有脱发的问题。这个检查最好是在三天不洗头的前提下做，原因就是在洗头的过程中容易脱落的头发会全部脱落，再做这个实验时就会出现假阴性的结果。

第二个方法是检查头发的密度。可以拿个梳子，把头发整齐地分出一个缝来，然后看这个缝的宽窄有没有发生改变，如果比以前宽了，或者某个区域比其他部位宽，例如常见的头顶发缝比后脑勺宽，则提示有脱发疾病。

第三个方法是检查头发的厚度，对于男性来说比较

如何判断是否脱发：
方法一：拉发实验
在三天不洗头的情况下，用拇指、食指轻拉二三十根头发，掉了四五根或者更多，说明有脱发问题。

方法二：看密度
用梳子将头发分出一个缝，如果头顶的发缝比后脑勺宽，说明可能存在脱发问题。

方法三：看厚度

检测头发，如果前后厚度不一样，您就要警惕了。

方法四：脱落头发检测

当脱落头发数量>100根或脱落头发中过于细短的头发比例>14%，说明您有脱发问题。

方法五：发际线的检查

检查最高的抬头纹和发际线之间的距离，如果超过一横指，说明有发际线后退的征兆。

好实施。只要简单地摸一摸、压一压头发，头顶和后脑勺比一比，有的人会发现，头顶的头发比脑后的细一些、软一些，摸上去比较薄，则说明存在脱发问题。

第四个方法是脱落头发的检测。收集脱落的头发，数一数掉了多少根，再看这些头发的状态。有一些人的落发里存在很多长不长的、很细很短的头发，当比例大于14%时可能患有雄性激素源性脱发。还有一些人掉的头发没有发根，是断掉的，此时就不需太担心了，多数情况是由于烫发、染发损伤，或者是梳头时拉断的，并非是脱发。

第五个方法是发际线的检查，这个也很简单。我们在抬眉毛的时候额头会出现很多皱纹，这个皱纹叫作抬头纹。我们可以用自己的手指测一下，最高的皱纹和发际线之间的距离，如果超过一横指甚至一个指节的话，说明发际线发生后退，这种情况主要发生在男性雄性激素源性脱发中，也就是常说的脂溢性脱发。

* 导致脱发的几大幕后黑手

减肥不当可以导致脱发，不合理的节食减肥不能保证身体的营养供给，热量、蛋白质、必需脂肪酸、微量元素和维生素的缺乏都会引起脱发。所以我们应该在保证基本营养摄入的情况下，进行适当的锻炼才能健康减肥。除了营养原因之外，脱发还有其他多个原因。第一个是遗传。最常见的和遗传因素相关的脱发是大家都非常熟悉的男性雄性激素源性脱发，以前叫作脂溢性脱发，20%的男性都会有。第二个是精神压力和生活不规律。紧张、焦虑、经常熬夜或者生活不规律，都会导致出现脱发。第三个是疾病。有多种内分泌性、代谢性、感染性和自身免疫性疾病可以导致脱发，最常见的是甲状腺功能异常。第四个是药物。随着现今社会人群的老龄化，患有高血压、糖尿病、高脂血症等慢性病的人越来越多，但很多人们熟悉的治疗这些疾病的药物都有可能会引起脱发，包括抗凝药、降脂药、降压药、抗焦虑药等，还有大家都知道的治疗肿瘤时使用的化疗药。如果确定是因服药导致的脱发，首先应咨询医生是否可以用其他药物替代，如果没有替代药物时不能盲目停药，而是需要权衡利弊，控制系统疾病、保持身体健康更重要。第五个是中毒。大家都知道装修后可能会有甲醛超标，会引起很多问题，其中就包括脱发。另外强调一点，现在很多人都有补锌、补钙、补铁等的意识，但一定要注意锌、铁、铜如果过量也会产生中毒，并引起脱发。

脱发原因多种多样，除了我们都知道的遗传、压力大之外，还有营养不良、药物反应等多种因素，都是造成脱发的原因。

* 毛囊是否能够再生

现在毛囊的克隆和再生技术还处于基础研究阶段，希望将来可以用来治疗脱发性的疾病。但是从实验室到临床应用还有很长的路要走。脱发性疾病分两种，一种是永久性脱发，另一种是暂时性脱发。永久性脱发类疾病中毛囊被彻底破坏，头发不会再生，例如烧伤、烫伤、红斑狼疮等导致的脱发。对于这种脱发有两种方法来处理：一种是自体毛发移植，把自身健康的毛囊种到脱发处；另一种方法很简单，买一个发片，或用假发修饰。暂时性脱发在有效治疗后，头发是可以再生的。

第五十章

"气"疾生毒

讲解人：杨淑霞

北京大学第一医院皮肤科副主任医师

＊痛风急性发作和丹毒的症状有何不同？

＊丹毒的治疗要注意哪些要点？

＊关于脚气的三个误区你知道吗？

随着人民生活水平的提高和卫生条件的改善，感染性疾病在人群中所占比例下降，但是有一种细菌感染性皮肤病仍然屡见不鲜，那就是丹毒。丹毒的病因是什么？有什么危害？如何预防和治疗？北京大学第一医院皮肤科副主任医师杨淑霞为您解答。

＊中老年人突然发生足、踝部红肿疼痛要警惕痛风急性发作和丹毒

庞先生59岁，可是看上去也就50岁出头的样子，精神头十足。庞先生在工作之余，喜欢锻炼身体，身体很是硬朗，从小到大都没有怎么进过医院的门。这天，庞先生休息在家。虽然中午暖意洋洋，但此时庞先生却感到有些冷，这让他挺纳闷的，但是也没在意，于是就睡午觉去了。一觉醒来，他也没再感觉到异样。可就在第二天的中午，庞先生又感觉浑身发冷，并且比昨天感觉更加强烈。到了晚上，庞先生发现右小腿红肿起来，并且伴有发烧症状。

庞先生觉得自己的病情不能耽误，于是赶快来到医院就诊，因为一般的腿部红肿、发烧是皮肤感染或是痛风的典型症状，因此，医生建议他去拍摄踝关节X线摄影，并抽血查皮肤的病变。检查结果很快出来了，庞先生情况严重，必须立即住院。

专家提示

在这个病例中，59岁患者突然出现右踝部红肿、疼痛，伴有发热，主要考虑两种疾病：痛风和丹毒。

痛风是尿酸盐结晶沉积引起的病变，可累及足部，最常累及第一跖趾关节，造成急性炎症反应性滑膜炎。其他可能受累的足部区域有足背部、足跟以及踝部。表现为受累关节严重的疼痛、肿胀、红斑、僵硬、发热，且症状发生突然，和皮肤软组织感染不易区分。痛风是嘌呤代谢异常致使尿酸合成增加而导致的代谢性疾病。酒精、肉类、海鲜和高糖食物的过多摄入与痛风的发生也有关。可以结合受累关节的超声波、X线摄影等检查和血液学检查明确诊断。

丹毒是一种累及真皮浅层淋巴管的细菌感染，主要致病菌为A组β-溶血性链球菌。诱发因素为手术伤口或鼻孔、外耳道、耳垂下方、肛门、阴茎和趾间皮肤的裂隙。皮肤的任何炎症或损伤为致病菌提供了侵入的途径。其表现为皮肤破损处的淋巴引流方向出现急性红肿、疼痛性斑片，并进行性扩大，局部皮温高，严重时还可出现水疱、脓疱或坏死。在发病前有可能出现前驱症状，例如疲乏不适、寒战发热等。常见部位为足部、小腿和面部。可以结合血白细胞升高、引流淋巴结肿大和疼痛等明确诊断。

如果出现了小腿或脸上红肿，并伴有身体发冷的症状，很可能是皮肤感染引起的，要重视。

* 丹毒的治疗应及时而彻底

丹毒这种细菌感染性疾病的临床症状与患者个体的免疫状态有关，有糖尿病、低蛋白血症、肝肾功能不全、低免疫球蛋白血症等免疫功能低下的患者会出现皮肤坏死，甚至败血症，从而危及生命。即使免疫功能正常，症状不严重的患者，也应该及时而彻底地治疗，否则可能出现案例中患者的情况，导致丹毒反复发作。丹毒每发作一次，对局部的淋巴回流功能就会有一定的影响。如果治疗不彻底，细菌残留于淋巴管中，导致反复感染，引起持续性局部淋巴水肿，最后结果是永久性肥厚性纤维化，出现皮肿，腿像大象腿一样又粗又硬，严重影响生活质量。所以对于丹毒，原则上是要进行及时、足量、足疗程的抗生素治疗。

* 丹毒的治疗要对诱发因素进行根治

丹毒的诱发因素指的是皮肤的破损。皮肤是人体最大的器官，无论是从重量还是表面积来说都是。它的主要作用是保护机体，防止外来的有害因素进入体内，同时防止体内的营养、水分和热量丢失。一旦皮肤破损，就会给环境中的细菌以可乘之机，增加皮肤感染的风险。常见的如挖鼻孔、掏耳朵导致面部丹毒，脚气或足部湿疹导致足部或小腿丹毒。所以要纠正不正确的行为习惯，及时治疗皮肤疾病。

* 关于脚气的三个误区："脚气都有瘙痒感"、"脚气治不好"和"脚气不能治"

由于庞先生的丹毒发生在小腿部位，医生初步怀疑他的丹毒很可能是由脚气真菌引起的，但是庞先生回忆自己从来没有过脚气，平时也非常注意脚部的清洁，每天晚上都会用热水泡泡脚。庞先生为了寻找自己发生丹毒的原因，在医生的建议下，进行了皮肤真菌涂片检查。显微镜下，医生发现了引起脚气的真菌菌丝。结果显示真菌涂片呈阳性。庞先生的丹毒确实是由脚气真菌引起的。

专家提示

患者经常会说"我没有脚气，因为我从来没有痒过"。其实并不是所有的脚气都伴有瘙痒。脚气的学名是足癣，为一种真菌感染性皮肤疾病，临床上分为三型：趾间浸渍型，即趾缝皮肤白、脱皮；水疱型，多见于趾腹、脚掌，可以看到成群或分散的小水疱和一圈圈脱屑，皮肤可能发红；角化皲裂型，多出现在足跟部。其中水疱型多伴有瘙痒，而其他两型往往没有感觉。所以足癣的诊断不是靠症状，而是依据临床表现结合真菌检查确诊。

足癣在充足的抗真菌治疗后是可以完全治愈的。但是由于人体对真菌没有永久免疫能力，而且足癣患者往往具有一些特点适合真菌感染，例如汗脚使足部保持在湿润的状态，如果再接触到致病真菌就很容易再次发病，所以民间有"脚气治不好"的说法，使很多人放弃治疗。为了防止致病真菌的再次感染，生活中要注意足部的清洗，保持足部干燥，勤换鞋袜等。

民间还有一种说法"脚气不能治"，其理由是"脚气是身体排毒的部位，如果治好了脚气会得其他疾病"。其实这个观点是完全错误的。人体排毒的器官主要是肝脏和肾脏，与皮肤没有关系。足癣如果不进行治疗，会传染到指／趾甲、手、大腿根、臀部等身体其他部位，还会传染其他人。另外，足癣还会成为细菌等病原菌进

脚气不仅会将真菌传染给他人，还会传染给自己的脚趾甲和手，严重的可导致丹毒的发生。保持脚部卫生是预防脚气的重点，特别建议有条件的人应该几双鞋换着穿，前一天穿过的鞋子要放在阴凉通风的地方，不要和他人混穿鞋袜，避免传染。

入体内的门户，引起诸如丹毒这样的感染。所以为了自己和他人，足癣都是应该认真治疗的。

对于足部的护理来说，应该在医生的指导下正确治疗现有的足癣，可以根据病情选择口服抗真菌药和／或外用抗真菌药膏，温水洗脚后应涂抹润肤剂，鞋袜要透气性好，家庭成员间不应混穿拖鞋和混用毛巾、脚盆。

第五十一章

日光杀手

讲解人：杨淑霞
北京大学第一医院皮肤科副主任医师

* 皮肤肿瘤与紫外线照射相关吗？
* 日光性角化病如何发现、治疗？
* 皮肤肿瘤如何预防？
* 光敏性的蔬果可能会伤害皮肤吗？

　　小红包反复破损，究竟是何原因？老年人如何躲过阳光的侵害？北京大学第一医院皮肤科副主任医师杨淑霞为您支招儿，让我们的皮肤远离癌变。

* 阳光对皮肤有伤害

　　钱先生78岁，是社区的文艺明星，参加过大大小小近百场的演出，每次演出钱先生都以最饱满的精神面貌出现。可是有一天，钱先生正准备出门参加演出排练，出发前照镜子的时候发现自己的右眼下方出现了一个小红包。由于这一小红包不疼也不痒，钱先生也就没过多在意。

　　可是过去一周了，小红包不但没有消失，反而破了，隐隐渗血。这有些碍眼的小红包，让他在合唱排练中感到有些不自在。于是，钱先生每天洗脸时都很小心地避开它，尽量不去碰它，就怕它再破。可八九个月过去了，小红包不仅没有好，而且还在时不时地流血流脓，伤口也比原先大了，如同成人小指甲盖。于是他来到皮肤科，经过初步检查，医生怀疑是日光性角化病，建议做皮肤活检试验，来检查是否存在癌变。结果很快出来了，钱先生这小小的皮肤红包被确诊为鳞状细胞癌。

专家提示

阳光是万物生长的基本条件，是人类存活不可或缺的。阳光是一组连续的光谱，但是只有从波长 200 纳米的紫外线到波长 1800 纳米的红外线部分可达地球表面，其中紫外线占 3%，可见光占 37%，红外线占 60%。紫外线的波长范围是 200～400 纳米，可分为：短波紫外线（UVC），波长 200～290 纳米；中波紫外线（UVB），波长 290～320 纳米；长波紫外线（UVA），波长 320～400 纳米。其中 UVC 被地球平流层中的臭氧所吸收，而普通的玻璃窗可以将 UVB 挡在室外。

紫外线对人体可以带来有益的作用，如在紫外线的作用下，人体皮肤中的 7-脱氢胆固醇可以转变为维生素 D_3，有助于钙质的吸收和利用；阳光还有促进局部血液循环、脱敏、止痛、促进伤口愈合等作用。

随着人们对紫外线研究的深入，紫外线对人体的伤害越来越受到重视。紫外线照射可以引起皮肤晒伤、晒黑、老化、肿瘤、光敏性疾病等。由于人类的活动导致臭氧层被不断地破坏和减少，到达地球表面的紫外线尤其是 UVB 的量在不断增加。试验表明，大气中的臭氧每减少 1%，到达地表的紫外线辐射量将增加 2%。西方人有日光浴或紫外线浴的喜好，从而使紫外线照射成为美国每年新增 130 万名皮肤癌患者的主要原因之一。

* 与紫外线照射相关的皮肤肿瘤

紫外线照射导致的皮肤癌主要为：基底细胞癌、鳞状细胞癌和恶性黑素瘤。此外还有一种癌前期病变——日光性角化病，也与紫外线的长期照射有关。案例中患者所患的鳞状细胞癌就是在日光性角化病的基础上演变而来的。

皮肤癌的发生是多种因素共同作用的结果，包括日光暴露的习惯、职业、皮肤色素沉着的程度、日光致癌的易感性、是否有其他肿瘤促进剂的作用等。皮肤癌的发生与紫外线照射的累积量或与儿童期的紫外线暴露有关。所以，这些肿瘤多发生在日光暴露部位，而且室外工作者的发病率更高。因此，应从儿童开始注意适当的日光防护。

* 日光性角化病的早期发现

日光性角化病属于癌前病变，如果不治疗，其中5%～15%可能发生癌变，即转化成鳞状细胞癌，晚期的皮肤鳞状细胞癌也可以发生远隔转移，带来生命危险。所以，日光性角化病的早期诊断和干预对防止不良后果的发生是非常重要的。

钱先生在皮损出现近一年后才来医院就诊，此时已经发展成鳞状细胞癌，其原因是日光性角化病开始时很容易被当成是皮炎或者老年斑，而不易引起关注。日光性角化病虽然常常也表现为大小不一的红斑，但与皮炎不同的是，它变化比较慢，逐渐长大，不会自行消退，表面的痂屑不易刮除，按湿疹治疗无效。

* 皮肤癌可危及生命　要尽早治疗

钱先生听取了医生的手术建议，随后，进行了肿物切除术，仅用了 30 分钟，钱先生右眼下侧的小红包就被切除干净了。术后 1 周，钱先生的伤口就长好了，如今已经基本看不出什么痕迹，他又可以自信满满地参加合唱演出了。

专家提示

一般人都会谈癌色变，一看到诊断书中的"癌"字腿就开始发软。其实现在有些癌症已经不是不治之症了，尤其是皮肤肿瘤。由于皮肤肿瘤长在皮肤表面，易于发现，可以在初期的阶段予以切除，达到完全治愈的目的。钱先生的情况就属于鳞状细胞癌的早期阶段，没有深入地浸润生长，没有转移，局部扩大切除后不需后续放疗或化疗。

在临床中会看到极个别的患者，对于皮肤损害不重视，局部长东西很多年，直到烂一大块甚至半张脸才来就诊，这时已经有深层组织结构的破坏，也有淋巴结转移了，治疗效果不容乐观。

* 日光性角化病的治疗

日光性角化病的发病率在老年人中很高，但并不是都会恶变，所以对于处于良性阶段的皮损可以采取保守的治疗方法，例如冷冻、激光或光动力治疗，也可以外涂 0.1%维 A 酸乳膏、咪喹莫特乳膏等。需要定期到医院复诊，如有恶变的可能表现，及时手术切除即可。

鳞状细胞癌是皮肤肿瘤的一种，而日光性角化病正是皮肤癌变之前的一种临界状态，不注意保护就可能转化成鳞状细胞癌。

* 皮肤肿瘤的预防　肤色白更危险

钱先生年轻时是做科普工作的，工作时间几乎都坐在办公室里，于是骑车上下班的时光，成了他每天与自然接触的难得机会，虽然家离单位不算近，但是他每天都坚持往返骑车一个半小时。那么他的皮肤问题是否与他年轻时长时间接受日光照射有关系呢？

专家提示

皮肤肿瘤和日光照射的长期损伤有关，所以在预防中防晒是非常重要的。传统概念中人们会觉得皮肤白不怕晒，更不注意防晒措施。其实皮肤越黑，皮肤中的黑色素就越多，对紫外线的防护能力就越强，相对来说更安全。白人发生恶性黑素瘤的概率比亚洲人高几十倍，就和肤色有一定的关系。

我们可以评价一下发生皮肤肿瘤的危险性有多大。第一，家族中是否有人患有皮肤肿瘤或者内脏肿瘤。如果家族史呈阳性，并且多人患病，那么自己患肿瘤的概率也会大大增加，包括皮肤肿瘤。第二，日光的暴露情况。经常在户外活动，频繁接受阳光的照射，同时又不注意防晒，多次被晒伤，则容易出现日光损伤，包括皮肤老化和肿瘤的发生。第三，肤色浅易晒伤相对于肤色深不易晒伤的个体风险更高。第四，在经久不愈的皮肤损害基础上继发恶性癌变的风险增高。例如在皮肤溃疡、慢性感染等损害的基础上易发生鳞状细胞癌。

定期自检有助于发现早期恶性肿瘤。建议大家尤其是中老年朋友定期自己检视皮肤，如果发现皮肤异常，尤其是增生性损害，增大较快，不能自行消退，有的还容易出血破溃，不论是什么颜色的都应该到皮肤科由有经验的医生判断是不是恶性肿瘤，是不是需要做组织病理学检查。

* 如何防晒

现在的防晒霜在选择的时候要看两个指标，一个是 SPF 值，另一个是 PA 值。防晒指数越高的产品加入的化学物质浓度会越高、品种越多，对皮肤产生刺激或过敏反应的风险也会越高。所以应根据日光强度选择合适的防晒产品。如果只是用于早晚上下班，可以选择 SPF 值是 15、PA 值是一个加号就足够了。但是如果是正午时间出去，或者在高原、海边旅游，一定要选择 SPF 值 30 以上、PA 值三个加号以上的产品。此外在使用的时候还要注意定时重复涂抹，因为天热会出汗，还会经常摩擦，这样就会有一定的损耗。另外，随着阳光照射，防晒霜中的化学吸光剂会发生光化学反应而消耗掉。所以，只有及时补充新的防晒霜，才能保证它的防晒效果。

除了防晒霜，我们还可以选择物理遮盖，例如宽檐帽、衣物、面纱、手套等。至于这种物理遮盖，帽子也好，衣服也好，它的防晒效果好不好取决于是否添加防晒成分、编织的疏密度、厚度和颜色。织物织得越密、越厚，颜色越深越好。

另外还不要忘记佩戴墨镜，主要有两个原因：一个是紫外线对眼的损伤可导致白内障的发生；另一个是眼睑皮肤很薄，在用一般的防晒霜或物理遮盖时常常忽略对这个部位的防护。

* 小心光敏性蔬果伤害皮肤

还要注意的是，有一些水果、蔬菜是有光敏性的。

戴墨镜对预防白内障和皮肤肿瘤有着重要的作用，在紫外线强烈的夏天，戴墨镜、涂抹防晒霜、戴帽子、穿深色衣服都是正确的防晒方式，这些防晒措施最好全都用上。

春夏季一些人喜欢吃野菜，曾经有这样的患者，吃了灰灰菜后骑着自行车上班，几个小时后脸就开始肿了，严重时还会流水、起疱。除野菜外，很多绿叶蔬菜还有水果都有光敏性，例如芹菜、柑橘类的水果。所以，如果白天要外出，最好不吃这类果蔬。

* 水果真的能防晒吗

其实防晒也分不同的阶段，抹防晒霜也好，遮盖也好，主要是防止紫外线的照射。蔬菜、水果的作用，主要是在晒后的修复上。

晒过的皮肤里会产生一些氧化产物，导致皮肤炎症损伤，引起皮肤晒伤后的反应和细胞坏死，对色素的沉着也有一定的作用。所以，晒后多吃富含维生素 C、B 族维生素、维生素 A、维生素 E 及锌离子或硒的食品，对晒后的恢复有帮助。